U0611651

潜伏

在身体里的隐患

刘默◎ 编著

蓝天出版社

图书在版编目（CIP）数据

潜伏在身体里的隐患 / 刘默编著.—北京：蓝天出版社，2010.1

ISBN 978-7-5094-0346-4

Ⅰ.①潜… Ⅱ.①刘… Ⅲ.①疾病－症状－基本知识

Ⅳ.①R441

中国版本图书馆 CIP 数据核字（2010）第 010717 号

出版发行：蓝天出版社

社　　址：北京市复兴路 14 号

邮　　编：100843

电　　话：010-66983784/66983715

经　　销：全国新华书店

印　　刷：三河市金元印装有限公司

开　　本：16 开（700×1000 毫米）

字　　数：183 千字

印　　张：15.5

版　　次：2010 年 3 月第 1 版

印　　次：2010 年 3 月北京第 1 次印刷

定　　价：26.00 元

序　言

忙,已经成了都市白领们的生活写照。忙于开会、忙于总结、忙于解决上司的难题、忙于和各色客户周旋应酬,单身的还要忙于相亲、恋爱,已婚的更是家事缠身忙不停。上班族们就像理想中的"永动机"一样,从不停歇地转动着。也就是在这无休止地转动中,他们的健康正悄无声息地被一点点地"透支"。

"适者生存,优胜劣汰。"哪个职场人士不是深谙这一生存法则?于是大家都争先恐后地加班、熬夜,拼命工作,只为能出色完成任务,能受到老板赏识,能得到更高的晋升。每天,只要走入办公室,上班族们就像打了鸡血一样,忙碌不停,可以在电脑前坐一整天,就连吃饭都是坐在位子上叫外卖。好容易到了周末,却常常为了赶进度而无怨无悔地跑去公司加班。至于锻炼身体的事,都已经想不起上一次是什么时候了。

是的,一分耕耘一分收获,通过努力,你得到了荣耀,得到了地位,也得到了更多的物质财富,你觉得付出的一切都是值得的。可是要知道,就在你毫无怨言地把自己"献给"工作时,也同时在自己本来年轻而有活力的身体中埋下了各种健康隐患。这些隐患,就像一枚定时炸弹一样,随时都可能引爆,而随之而来的将是摧残身体的各种疾病。失眠、颈椎病、各种电脑综合征等，各种名目的职业病几乎席卷了整个职场。而最为极端的"过劳死"已经不再是什么耸人听闻的新闻了。

不要心存侥幸，认为自己不是最倒霉的那一个。那些健康隐患就像狡猾的敌人一样"潜伏"在你的体内，一点点地吞噬着你的健康，扩大着它们的地盘，蹂躏着你的脏器。在它们夺取高地之时，就是你的身体崩溃垮塌之际。

爱惜自己的身体吧！身体的健康就像是数字"1"，而事业、荣耀、地位、金钱都是它后面的"0"，如果没有了前面的"1"，后面有再多的"0"也是毫无意义。本书就搜罗了职场白领们易患的典型病症，深入浅出地介绍了各种科学的应对办法，让缺少锻炼时间的上班族们在办公室和家里就能做到自我防护和保养。

谁说鱼与熊掌不能兼得？这本书就让你工作着并健康着！

目　录
CONTENTS

PART.5 适时给自己的心灵"排毒"

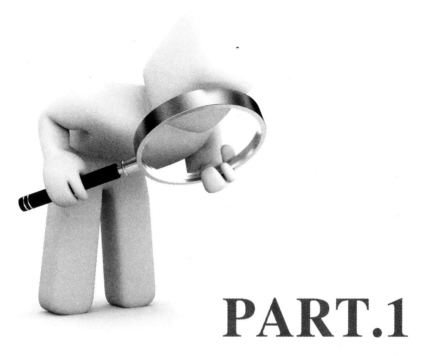

PART.1

精英成了"温水里的青蛙"

穿着精致、收入不菲、出入高档写字楼的都市白领们,在光鲜靓丽的外表下,却隐藏着极度疲乏的身体和一触即发的疾病隐患。高强度的工作、残酷的职场竞争,正在慢慢地"透支"着他们的健康。而他们似乎还没有察觉到"潜伏"在身体里的隐患,正时刻准备着爆发。

Chapter 1

失眠——难逃的宿命

谁是最睡不着的人？失眠似乎已成为职场白领们难逃的宿命。快节奏的社会环境，高强度的工作压力，以及过于丰富的夜生活，带给了他们糟糕的睡眠，甚至是彻夜不眠。要知道人的一生有1/3的时间都应在睡眠中度过，良好的睡眠可是保证身体健康的前提。

恐怕很多职场中人不知道从何时开始在深夜辗转反侧难以入睡。要知道"冰冻三尺，非一日之寒"，失眠可能其实早已"潜伏"在你身边了。这都是由于繁忙的工作和巨大的压力使上班族们常常熬夜加班，甚至通宵工作，久而久之，生物钟被改变，到了睡觉的时候却难以入睡，从而对睡眠产生紧张心理，形成长期失眠。或者是生活中由于要面对各种问题，如感情、住房、婚姻以及人际关系等，使人心理紧张、忧虑，而总是带着这类未解决的问题睡觉，势必就会影响到睡眠质量。

一个周末，我去拜访一个朋友，恰好朋友的弟弟也在，只见他哈欠连连，神情困顿。我说："昨晚没睡好吧？"他叹了口气："何止是昨天晚上呀，我差不多有两个月都睡不好了！"原来朋友的弟弟是一家软件公司的业务主管，虽然下班并不是很晚，但回到家后，满脑子还是想着工作上的事情，到该睡觉的时候，翻来覆去怎么也睡不着。上班的时候工作效率低很多,回到家常常发无名火,老婆说他得了焦虑症,要带他去看心理医生。他很苦恼地问我:"您说我真的得了焦虑症吗?"我说:"你这应该就是失眠导致的,还没有严重到发展成焦虑症。"

在临床上,失眠是指难以入睡、难以持续睡眠,在隔天清晨醒来时没有重获精力的感觉。每个人失眠的症状可能不尽相同,通常失眠会有这几个方面的表现:入睡困难,可能早早地就躺在了床上,但脑子里不停地想东想西,自己也无法控制,辗转反侧,总也睡不着;不能熟睡,睡眠很浅、很轻,睡不实,真正睡眠时间减少;可能凌晨三四点钟就醒了,醒后无法再入睡;爱做梦,经常从梦中惊醒,感到整夜都在做梦;睡醒起床之后没有神清气爽的感觉,总感到精力没有恢复;容易被惊醒,有的人对声音敏感,有的人对光线敏感。

不要以为失眠不算病,不需要治疗,失眠给我们身体带来的危害不可小觑:轻者引起人的疲劳感、反应迟缓、无精打采、头痛、记忆力不集中;重则会影响到我们的神经系统,可能导致精神分裂、抑郁症、焦虑症或植物神经功能紊乱等功能性疾病,甚至会引起身体其他系统的疾病,比如心血管系统疾病或消化系统疾病等。对于女性而言,失眠还会引起身体内分泌失调,从而降低自身免疫力。

失眠如此痛苦,究竟是哪些原因影响了我们的睡眠呢?导致失眠的"元凶"其实也是各色各样,包括:睡眠环境的突然改变,比如室内的光线、声音的改变,卧具的改变等;长期的不良生活习惯,如睡前饮茶、喝咖啡、吸烟等;身体的不适也可导致失眠;因某些特别事件引起兴奋、忧虑或多思而可能造成机会性失眠;以及安眠药或嗜酒者的戒断反应也会致使失眠。对于不同原因的失眠要根据具体情况进行对症治疗。

由于西医治疗失眠所用的药物一般都有些副作用,而且可能会产生依赖性,而中医治疗失眠不仅疗效显著,且副作用很小。我们就来看看中医是如何解读失眠的。

中医将睡眠看做是阴阳消长平衡的一个过程。人的正常睡眠是阴阳之气自然而有规律地转化的结果,如果这种规律一旦被破坏,失眠自然就会发生。我国历代医家认为失眠可由七情内伤为主要病因。涉及的脏腑包括心、脾、肝、胆、肾等,其病机总属营卫失和,阴阳失调为病之本,或阴虚不能纳阳,或阳盛不得入阴。正如《灵枢·大惑论》所云:"卫气不得入于阴,常留于阳。留于阳则阳气满,阳气满则阳跷盛;不得入于阴则阴气虚,故目不瞑矣。"可见,阴阳失和是失眠的关键所在。另外,心是人体情志的发生之处和主宰者。心主神志、肝主情志、脾志为思,若情志不舒,思虑过度,不仅影响肝之疏泄,出现肝郁气滞,化火扰神,而且进一步耗伤心血,损伤脾运,最后导致心肾失交而神志不宁。依此,中医治疗失眠分为下面五个类型对症而治:

肝郁化火型 多由恼怒烦闷而生,因恼怒伤肝,肝失条达,肝气郁久而化火,上扰心神而引起失眠。表现为少寐、不易入睡,入睡后则多梦易惊醒,急躁易怒、目赤口苦、大便干结、小便黄赤、舌红苔黄、脉弦而数。治疗时,以疏肝泻热,佐以安神为主。

痰热内扰型 由饮食不节,暴饮暴食、摄入过多的肥甘生冷之食,或嗜酒成癖,导致肠胃受热,痰热上扰而造成失眠。表现为胸闷、心烦、失眠、头痛、嗳气、反酸、饮食不振、痰多、舌质偏红、舌苔黄腻、脉象滑数。治疗时以化痰清热,养心安神为主。

阴虚火旺型 多因体虚精亏、纵欲过度,使肾阴耗竭、心阴不足、心火独亢而造成失眠。表现为心烦不寐、耳鸣健忘、入睡困难,同时兼有手足心发热、盗汗、口渴、咽干或口舌糜烂,舌质红、少苔、脉象细数。治疗时以滋阴降火、清心安神为主。

心脾两虚型　由于体虚、劳心伤神或久病大病之后，引起气虚血亏，营血不足，不能奉养心神，致使心神不安，从而产生失眠。表现为多梦易醒、头晕目眩、神疲乏力、面黄少华、舌淡苔薄、脉象细弱。治疗时以养血安神、补心健脾为主。

心胆气虚型　由于突然受到惊吓，目睹异物或听到巨大响声而造成失眠。表现为噩梦惊扰，易被惊醒，胆怯心悸，遇事易惊，气短倦怠、小便清长、舌淡、脉象弦细。治疗时以益气温胆、宁心安神为主。

拯救你的睡眠

造成失眠的原因是复杂的，无论是采取西医治疗还是中医疗法，不同类型的失眠患者要依据其自身情况进行个体化治疗。只有辨病与辨证相结合，对症配药，才能真正"拯救"陷入"困境"的睡眠。

生活中我们不妨先做好预防，避免失眠的发生。要知道凡事都有因果，只有平时养成良好的生活习惯，才能拥有高质量的睡眠。避免失眠的最有效方法，就是让自己的生活起居规律化，养成定时入寝与定时起床的习惯，从而建立自己的生理时钟。有时可能因为工作不得不晚睡，那到了早晨仍要按时起床。在周末或假期，也最好少睡懒觉。要知道睡眠不是存钱，睡多了也无益。

再有就是坚持适度运动。每天要保证半小时至一小时的运动时间，以活动身体各个器官，提高身体素质。尤其是对于忙碌的办公室白领们，在一天的工作结束后，往往是头昏脑涨，这就需要进行一些体力运动，来"中和"白天的大量脑力活动了。因为体力活动太少，导致脑体活动失衡，就容易导致失眠。因此，办公室一族们可以每天晚上吃过饭后去散散步，这对于消除大脑疲劳很有好处。当然，在睡前是不宜做剧

PART.1
精英成了"温水里的青蛙"

烈运动的，走路其实就是一味治疗失眠的"良药"，如果每天能走五千到一万步，一般性的失眠问题就迎刃而解了。

另外，晚饭时不要吃得太晚和过饱，如果需要在睡前进食的话，一定要适量，可以选择牛奶、面包、饼干之类的食物，还能有助于睡眠。而咖啡、可乐、茶等带有刺激性的饮料，就不要在睡前饮用了。睡前半小时内避免过分劳心或劳力的工作，绝不要带着思考中的难题上床，那样即便是身体准备入睡了，大脑却还没有做好准备。不妨听听轻音乐，让心情放松、平和下来，舒舒服服地进入梦乡。

对于生活中偶尔遇到的失眠，千万不要过分忧虑，保持一个平和的精神状态很重要，要相信自己的身体自然会调节适应。人的身心弹性很大，一两夜失眠不会影响健康。其实比失眠更可怕的是害怕失眠，因为愈担心睡不着，就愈加难以入睡，从而加重失眠的程度。

小心陷入失眠对策误区

由于越来越多的人加入了"失眠大军"，可能每个人都有自己对付失眠的心得，但有些所谓的小妙招是经不起科学推敲的，反而事与愿违。面对这些"对策误区"你要小心了。

睡前剧烈运动　睡前进行剧烈的运动，不但不能帮助睡眠，反而会让原本已经疲倦的肌肉更加紧张，使大脑更加兴奋，而让你难以入睡。

让安眠药帮忙　吃了安眠药倒是可以让人很快入睡，但要知道安眠药可不能乱吃！服用安眠药后的睡眠是被动睡眠，不同于生理睡眠。安眠药虽然能让你整夜沉睡，但醒来后依然会感觉疲乏。

喝酒助眠　酒精有麻痹神经的作用，但用它来助眠却并不明智。喝了酒可能真的是睡着了，但却很容易造成呼吸困难，或者有睡不安稳、胃疼、口渴的感觉，醒来后会感到头重混沌，而没有恢复精力的感觉。

一定要睡够 8 小时　其实每个人的自身生理状况不同，合理睡眠时间不一定都是 8 小时。只要睡醒起来觉得精神饱满，即使并不够 8 小时，也不必为睡的时间不足而紧张，这样反而会造成睡眠障碍。

按摩疗法

◆每晚睡前用温水泡脚后，用手指按揉双脚脚底的涌泉穴 3~5 分钟。

涌泉穴的位置：卷足时，脚底前部的凹陷处即为涌泉穴。

◆平躺于床上，双手重叠，分别在上腹部和下腹部，适当用力顺时针、逆时针地环形摩动 1 分钟左右。

◆用拇指适当用力掐按足三里穴位 1 分钟左右。

足三里穴位置：在膝部的正下方，将膝关节弯曲成直角，外侧膝盖骨下方有个凹陷，即外膝眼，再往下四横指，即为足三里穴。

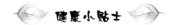

健康小贴士

按摩的过程中，动作一定要柔和，以睡前 1~2 小时内按摩为最佳。同时，要尽量避免烦恼、忧虑和紧张情绪，以平和的心情去按摩。

饮食疗法

◆猪心枣仁汤：取猪心 1 个，洗干净，切成两半，放入净锅内，然后把洗干净的 15 克酸枣仁、15 克茯苓、5 克远志放入，加入适量水，用大火烧开后撇去浮沫，移小火炖至猪心熟透后即成。此汤对治心肝血虚引起的心悸不宁、失眠多梦、记忆力减退等症状有显著功效。

◆龙眼莲子羹:将 30 克莲子洗净,放入沙锅,用温开水浸泡片刻,加适量清水,大火烧开,改用中火煨煮 30 分钟后加入洗净的 20 克龙眼肉。然后改用小火煨煮至莲子酥烂,调入用冷水拌和均匀的 50 克藕粉,边调边搅,煮成羹即可。龙眼莲子羹适宜心脾两虚型神经衰弱者食用。

健康小贴士

生活中有很多食物可以在晚上临睡前适量摄入,以提高你的睡眠质量,让你睡个"饱"。比如,温牛奶、小米、蜂蜜、核桃、葵花子、香蕉以及全麦面包等。

Chapter 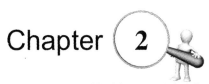 2

神经衰弱——现代的"林妹妹"

在美国，曾有一度神经衰弱在上流社会很是流行，人们甚至以患神经衰弱来炫耀自己的高贵身份。因为神经衰弱一般是那些受过高等教育、内心细腻的脑力劳动者才容易患的病。现在听起来感觉娇情得可笑，但神经衰弱确实是职场白领们尤其是女性们的一种流行病。

由于都市白领们的工作和生活压力与日俱增，他们的精神承受能力也随之受到越来越多的挑战，久而久之，他们就开始受到神经衰弱的"青睐"。失眠、疲劳、头晕、情绪不稳等一些不适症状也随之而来。尤其是一些心思细腻敏感的年轻女性们，她们没有机会表现出让人怜香惜玉的姿态，林妹妹根本不是这个时代的产物了。然而她们很多人却会患上林妹妹的标志性症状：神经衰弱。因为她们身处竞争激烈的职场中，除了要出色完成高强度的工作外，还要周旋于上司、同僚和客户之间，生活里还有情感、婚姻、家庭等现实问题要去面对。她们要尽量把事情做到完美，并且面面俱到。但理想与现实总是有差距的，一旦不能调整好心态，神经衰弱似乎就成了她们必然的归宿。

我一个同事的妹妹在一家广告公司上班，几乎没有准时下过班，经常是加班到晚上八九点钟，由于年轻，精力旺盛，每次见到她都还状

PART.1 精英成了『温水里的青蛙』

态不错。可最近听同事说她妹妹辞职了。因为失恋，她两三个月都不能睡好，情绪很不稳定，也变得多疑起来，在公司同事之间的关系越来越不好。由于在操作一个项目时，没能满足客户的要求，并发生了争执，公司就将她的项目给了别的同事做，她很不甘心，一气之下就辞职了。同事担心她妹妹想不开，患上抑郁症。我说："抑郁症可能还不至于，有可能是神经衰弱。"

神经衰弱从本质来讲，只是由于大脑皮层过度紧张，而引起的大脑功能活动轻度紊乱。它也属于一种心理疾病，需要患者进行有效的心理调节和建立健全的人格。那么如何判断自己可能患上了神经衰弱呢？在临床上它的症状表现繁多，大致可归纳为以下几类：

衰弱症状 神经衰弱的基本症状自然是衰弱，患者会常常感到力不从心、精神委靡、脑力迟钝、肢体无力、困倦思睡。特别是在持续专注做一件事情时间稍长时，就会感到注意力不能集中、思考困难，使得工作效率明显下降，即使充分休息也无法消除其疲劳感。生活中还可能会丢三落四，说话常常说错，刚刚做过的事或说过的话都记不起来。

兴奋症状 情绪很容易就兴奋起来，不由自主地回忆和联想，尤其是在入睡前表现更明显。有的人在睡觉时对很小的声音或很弱的光线都很敏感。

情绪症状 容易烦恼和被激怒，自制力减弱，无法驾驭自己的情绪，遇事容易激动，常常感到焦虑沮丧。

紧张性疼痛 一般都由紧张情绪引起，其中以紧张性头痛最常见。患者会感到头涨、头重、头部常常有紧压感，或颈项僵硬，有的则感到腰酸背痛或四肢肌肉疼痛。

睡眠障碍 睡眠障碍常常表现为入睡困难、辗转难眠，以致心情烦躁，更难入睡。其次是有些患者多梦、易惊醒，或感到睡眠很浅，似乎整夜都未曾入睡。还有一些患者感到睡醒后疲乏不解,仍然困倦;或表现为睡眠节律的紊乱,感到白天很想睡,到晚上该上床睡觉时又觉脑子兴奋,难以成眠。有的患者则是缺乏真实的睡眠感,虽已酣然入睡,鼾声大作,但醒后却坚决否认已经睡过。有睡眠障碍的患者常为失眠而担心、苦恼、焦虑,往往超过了睡眠障碍本身带来的痛苦。

心理生理障碍 排除身体的病变后,也有如下心理、生理障碍的,如:头昏、眼花、耳鸣、心悸、心慌、气短、胸闷、腹胀、消化不良、尿频、多汗、阳痿、早泄或月经紊乱等。

以上症状中,如果感到自己有 3 项以上的,且并没有躯体疾病或大脑器质病变的即可诊断为神经衰弱了。

我们都知道林黛玉是神经衰弱的典型代表,这与她本身的个性和性格有直接的关系。那么究竟哪些特征是神经衰弱易患体质?一般情感丰富、细腻、敏感、警惕、多疑、缺乏安全感,同时个人欲望强烈、思维能力发达、理智性强、内省力强、责任心强、意识性强、道德感强、执著性强、纪律性强的人,他们通常都固执己见、不善变通,喜欢作"唯一的"、"最好的"选择或判断。一旦他们强烈的欲望受到压抑时,就会表现出软弱无力,陷入左右为难、欲罢不能的各种心理矛盾或心理冲突之中,从而无法走出糟糕的情绪。他们是典型的"完美主义者",办事要求面面俱到。然而强烈的愿望与现实能力之间存在着巨大差距。当他们无法自我调节时,离神经衰弱也就不远了。

病理学家杜搏斯教授说过:"最健康的人是那些在婚姻、家庭及工作上能胜任,情绪愉快,充满如意和满足情绪的人。如果婚姻波折,在人际关系方面摆脱不了烦恼,觉得自己事业和前途渺茫,包袱沉重的人,将有最大的患病危机。"因此,无论发生了什么事情,我们都要调整心态,平和面对,因为生活总要继续下去。

不做现代的"林妹妹"

很多事情我们可能无法控制和改变,但我们可以通过一些方法来慢慢改变自己控制情绪的能力。首先要提高心理素质,增强自我防卫能力,这样可以让孤僻的性格变得开朗、合群,不再无端地多疑,让自己变得勇敢起来。其次就是注意培养良好的兴趣,良好的兴趣能增强大脑的功能,对平时工作效率的提高大有帮助,更能预防神经衰弱的发生。同时保持良好的情绪是预防神经衰弱的关键问题,消极的情绪会使人精神不振、体力下降、悲观绝望,这对健康是非常有害的,长期下去很容易就会导致神经衰弱。平时还要养成良好的睡眠习惯。睡眠不好容易使人精神委靡、神经紊乱、疲劳乏力,久而久之就会导致神经衰弱。另外,加强体育锻炼也非常有必要,不少神经衰弱患者和长期忽视体育锻炼有一定关系。因为长期缺乏体育锻炼,会使肌肉萎缩,体质变差,健康状况和脑力功能不佳,从而发生神经衰弱。对于职场上班族们,工作时还要注意劳逸结合,因为神经衰弱的发生有的是由于用脑不当,或过度疲劳、精神过度紧张,不注意休息所致。

当然,如果一旦患上了神经衰弱也没有什么可怕的,生活中有很多方法可以配合治疗进行调理,能收到很不错的疗效。

首先,从生活方式上要做到建立规律的生活作息,安排好自己的工作、学习和休息,要科学用脑,防止大脑过度疲劳;根据每个人的体力、爱好,每天坚持适当的体育锻炼如打球、游戏、体操等;饮食要定时,养成良好的饮食规律对于肠胃及整个身心都十分有利。同时饮食要清淡,以平补为主,多食养心安神健脑的食物,对辅助治疗和缓解神经衰弱可起到事半功倍的效果。比如富含脂类的食物:动物肝脏、鱼类、蛋黄、黄油、大豆、玉米、芝麻油、花生及核桃等;富含蛋白质的食物:瘦猪肉、羊肉、牛肉、牛奶、鸡、鸭、鱼、蛋及豆制品等;富含糖的食物:白糖、红糖、蜂蜜、甘蔗、萝卜、大米、面粉、红薯、大枣、甜菜及水果等;富含 B 族维生素、维生素 P 和维生素 E 的食物,如:酵母、卷心菜及海藻等;以及富含维生素 C 的食物,如水果及蔬菜中均含有丰富的维生素 C。

其次,一些运动能有助于缓解神经衰弱,如:太极拳、健身走、慢跑、打乒乓球、篮球等,还有每天做较长距离的散步(2~3 千米)能有助于调整大脑皮质的兴奋和抑制过程,减轻血管活动失调的症状等。

暗示放松疗法

这是一种精神上和躯体上放松的一种行为暗示疗法。即练习按照自己的意志逐渐放松全身肌肉,借而获得心理上的松弛。

第一步:以舒适的姿势靠在沙发或床上。闭上眼睛,将注意力集中在头部,把牙关咬紧,使两边面颊感到紧张,然后将牙关松开,咬牙的肌肉就会产生松弛感,逐次将头部各处骨肉逐一放松。

第二步:接着把注意力转移到颈部,尽量使脖子的肌肉弄得很紧张,感到酸痛,然后把脖子的肌肉全部放松,觉得轻松为止。

第三步:把注意力集中到两手上,将两手用力握紧,直至发麻、酸痛,然后两手开始放松,放置在舒服位置,并保持松软无力状态。

第四步:把注意力移到胸部,先做深吸气,憋几秒钟,缓缓把气吐出,再吸气,如此反复,让胸部觉得轻松为止。

第五步:以此类推,将注意力集中肩部、腹部、腿部,逐次放松。最后,全身软软地处于轻松状态,保持 2~3 分钟。

按此法使全身肌肉放松,并记住放松的次序,每天做 2 次,持之以恒,可使自己的心身轻松,从疾病中解脱出来。

按摩疗法

◆神经衰弱按摩疗法应根据自己的主要症状和施行按摩的时间不同,而采用不同的按摩手法。

◆以烦躁、易激动为主要症状的按摩:俯卧,于背部轻擦、揉3~4分钟;仰卧或坐着,用双手拇指指腹来回擦前额、眉弓部约2分钟;用拇指指端从印堂穴开始,沿着头正中线向头顶、头后按压,反复3~5遍;用轻手法揉捏两侧肩部斜方肌及上臂部,抖动两上臂,7~10分钟,然后点按内关穴、神门穴、章门穴等。

印堂穴位于两眉头连线中点;神门穴位于手腕内侧皱纹的小指一侧的凹陷处;章门穴位于第十一肋骨游离端下缘处,屈肘合腋时,肘尖所指的位置即是。

◆以精神不振为主要症状的按摩:此类患者在白天按摩时,宜用较重的手法,以振奋精神、提高情绪。可俯卧在床上,于背部脊柱两侧做快擦、重揉约2分钟;用拇指按揉攒竹、丝竹空、太阳、风池、内关、足三里穴等;重揉捏、拍打双肩,搓、抖两侧上臂2~3分钟。

攒竹穴位于眉头内侧端处;丝竹空穴位于眉梢处的凹陷处;风池穴位于颈部,在两条大筋外缘的陷窝中,即发际的凹陷处,与耳垂齐平;内关穴位于手腕根部向上三指宽,两根筋之间的凹陷处;足三里穴位于外膝眼下3寸,距胫骨前嵴约一横指,胫骨前肌上。

◆失眠的自我按摩:于临睡前30分钟,用拇指顺时针按揉两侧神门穴、内关穴各100~200下,轻重适度,以感觉酸胀为度。然后再依法做 1 次,即可睡觉。

饮食疗法

◆灵芝肉饼:取灵芝 6 克研末,猪瘦肉 100 克剁成肉糜,将灵芝粉、猪肉糜和姜、葱末放入碗内,加盐、味精,再打入 1 只鸡蛋拌匀,上笼,用旺火蒸熟成肉饼。每天吃 1 次,可起到益气养阴、安神防衰的功效。

◆红杞蒸鸡:将一只鸡处理干净后,用沸水烫透,捞出;把 20~50 克的枸杞填入鸡腹内,隔水蒸熟食用,可加油、盐调味。有滋补肝肾、生精明目作用,适用于头晕眼花、视力减退、肾虚腰疼、神经衰弱等症。

健康小贴士

对于神经衰弱患者,可以多吃些营养大脑的食物,如动物肝脏、鱼类、蛋黄、大豆、玉米、芝麻油、花生、核桃、羊肉、牛肉、牛奶、红糖、蜂蜜、红薯、大枣、海藻以及新鲜水果和蔬菜等。

PART.1 精英成了"温水里的青蛙"

Chapter 3

便秘——难言之苦

本来是一件既不费时又不费力、每天必行的事情，可到了有些人那里，一坐上马桶就如走上刑场一般，"煎熬"之后还影响了一天的心情。这就是很多外表光鲜的都市白领们共有的难言之隐——便秘。

工作紧张忙碌的白领一族，常常由于时间紧迫，而抑制便意，久而久之，导致直肠感觉神经变得迟钝，即使直肠里有便需要排出时，也变得很困难，形成了习惯性便秘。这是大多数上班族患上便秘的主要原因。

我的一个朋友曾经有一段时间就遭受过便秘之苦。她在公关公司上班，常常出差到外地做项目，不规律的生活作息，加上快节奏、高度紧张的工作，让她常常"忘记"每天一次的排毒工作。终于有一天她给我打电话说："最近总感到腹胀，三四天才会有一次排便且排时很费力，情绪特别烦躁，还常常失眠。"我告诉她这都是便秘惹的祸。

便秘是一种常见的临床症状，是指排便次数减少，或排便不畅、费力、困难、粪便干结，可伴有腹胀、腹痛、食欲减退、嗳气反胃、大便带血等症。正常情况下，我们每天排便1~2次或2~3日排便一次，粪便的量和便次会受食物种类以及环境的影响。

便秘虽然不是一种疾病，但它却给我们的健康和生活带来很多困扰。而且长期便秘就等于慢性自杀,因为体内的毒素无法排出,堆积得越来越多,最终就会给我们的健康埋下隐患。

便秘会引起直肠疾患,如直肠炎、肛裂、痔疮等,如果肠内有害物质长时间不能排出还会增加结肠和直肠癌的发生率。另外,粪便长期堆积于体内,身体会吸收更多的有害物质,容易引起胃肠神经功能紊乱,从而导致腹部胀满、食欲不振、嗳气、口臭等。除了体内器官受到影响,便秘还会使人记忆力下降、思维迟钝,干扰大脑功能。当然,便秘也是爱美女士的"容颜杀手",一些没有及时排出的毒素,沉积在皮肤,引起皮肤的老化、色素沉着,使皮肤变得晦暗而失去光泽,而且便秘会给女性带来痛经的困扰,也会使本来纤美的体形走样。便秘对我们身体健康的危害如此之大,重视便秘、解决便秘真的是上班族们的当务之急了。

首先,看看自己属于哪种类型的便秘。通常便秘分为急性便秘和慢性便秘两类。

急性便秘 由肠梗阻、肠麻痹、急性腹膜炎、脑血管意外等急性疾病引起。

慢性便秘 病因较复杂,按发病部位分类,又可分结肠性便秘和直肠性便秘两种。

而造成慢性便秘是和生活习惯有直接关系的。比如以下这些习惯,如果存在你的生活里,就要改正了。

缺乏运动,又长时间地坐着,尤其是女性的腹肌较弱,送便排出的力量也弱,而肠道由于缺乏运动变得肌肉松弛、蠕动功能随之减弱,就造成了排便困难;进食不规律,营养摄取不均衡、不全面,或所进食物中缺少蔬菜和粗纤维,时间久了也会造成便秘;一工作起来就常常忘记喝水,使体内缺水,肠道内的废渣干结,造成粪便干硬,难以排出;时

PART.1
精英成了"温水里的青蛙"

间紧，为了不迟到或不耽误事，在想排便的时候而压抑便意，从而扰乱了排便规律，久而久之就会导致便秘；工作过度劳累，精神紧张，睡眠不足，造成大脑排便中枢受到抑制，从而导致便秘与腹泻的交替；饮食过于精细，只吃精米细粮，而缺乏食物纤维，使粪便体积减小，黏滞度增加，在肠内运动缓慢，待在肠道中的时间延长，使水分过量被吸收而导致排便困难。

慢性便秘从外表看的确都是一些不良的生活或工作习惯导致，但在中医看来，更本质的是由于这些不良习惯引发了体内的气血发生了微妙的变化而引起的。中医认为，便秘主要是由燥热内结、气机郁滞、津液不足和脾肾虚寒所引起。

燥热内结　大量地进食辛辣厚味，或者过量服用温补之品等，可致阳盛灼阴；热病之后，余热留恋肠胃，耗伤津液；或湿热下注大肠，使肠道燥热，致使伤津而便秘，这种便秘也称为热秘。

气机郁滞　由于情志不舒、忧愁思虑、久坐少动、久病卧床等引起气机郁滞，致使大肠的传导功能失职，使得糟粕废渣停留在肠内，而成秘结，即所谓"气内滞而物不行"。粪便并不结燥，但排出却困难费力，所以又称为气秘。

津液不足　多见于久病、产后、身体虚弱、气血两虚的人。由于脾胃内伤、饮水量少，化源不足，在病中大量的发汗或泻下伤阴等，造成气虚，使大肠传送无力，或血虚津亏而使大肠滋润失养，肠道干槁，排便困难艰涩，所以称为虚秘。

脾肾虚寒　年高久病，肾阳虚损，阳气不运则阴邪凝结；或素有脾阳不足，又受寒冷攻伐，而致使脾肾阳衰，温照无权则寒凝气滞，肠道传送无力，大便艰难，称为冷秘。

可见便秘的形成也是复杂的，也常常被人忽视，它对我们身体的危害隐蔽、长久而又危险,因此被称为"慢性杀手"。对待这个"慢性杀手",我们有哪些对策呢?

与"慢性杀手"过招

便秘之所以常常被人忽略,一是我们通常不认为这是什么病,即便是排便过程比较煎熬,也常常是好了伤疤忘了疼的心态;二是很多人难以启齿,不愿就医,选择无止境地忍耐或自行用泻药治疗。其实选择泻药缓解便秘是非常不可取的,因为肠胃依赖上刺激性泻药后,没有它就更加不产生蠕动,从而加重了便秘。

那么生活中我们该如何对付这个"慢性杀手"呢?可以从以下几个方面着手进行。

调理饮食结构 对付便秘最重要的食物就是食物纤维和水分。那到底要多少水分及纤维才算足够?成人至少每天需 6 杯水,当然 8 杯更好。而且最好是纯粹的白开水,饮料的功效就大打折扣了。至于纤维,每天要摄取 20~35 克的食物纤维,便秘患者则至少要摄入 30 克。纤维主要来自碳水化合物,例如完整谷类、水果及蔬菜。如果你用心选择食物,一天要获取 30 克纤维并不困难。除此之外,摄入的主食不必过于精细,要适当吃些粗粮,避免食用辛辣刺激的食物,少喝软饮料。

养成运动习惯 适当的运动能加强肠胃蠕动,比如仰卧起坐、深蹲起立、骑自行车、快走等,都有助于促进排便。每晚睡前坚持按摩腹部,可促进第二天早上排便。

生活要有规律 按时吃三餐,保证充足的睡眠;晨起空腹饮一杯淡盐水或蜂蜜水,配合腹部按摩或转腰,让水在肠胃振动,加强通便作用;养成定时排便的习惯;保持舒心情畅。

生活中,许多人常会抑制便意,而不是依照体内的反应,从而破坏

PART.1 精英成了温水里的青蛙

了规律的排便习惯。改善排便习惯，可以每餐饭后，坐马桶10分钟，因为饭后是最自然的如厕时间。假以时日，即可养成规律的排便习惯。

除了注意以上防治便秘的几方面，还要小心隐藏在生活中一些导致便秘的因素。

有许多药物可能引发或加重便秘，常见的包括含铝或钙的制酸剂、抗组织胺、抗帕金森药、钙质补充品、利尿剂、麻醉剂、镇静剂、三环兴奋剂等。

另外，一些食物可能会使某些人便秘，但别人吃了则毫无影响或恰好相反。例如，牛奶可能使某些人严重便秘，但却可能使某些人腹泻。如果你的便秘是由结肠痉挛引起的，就要避免那些容易造成排气的食物，例如豆类、白花椰菜、甘蓝菜等。

此外，便秘时若奋力地企图解便并不是明智之举，可能会引起痔疮及肛门破裂，不仅疼痛，而且可能会窄化肛门口，从而使便秘更加严重。用力过度还会提高你的血压及减缓心跳。

如果你已经是不折不扣的"资深"便秘者，那治疗便秘就是刻不容缓的事情了。就从现在开始，将治疗便秘进行到底，除了注意上面所说的一些生活中要改善、要注意的方面，还可以结合下面的一些辅助治疗方法来摆脱便秘之痛。

呼吸疗法

第一步：仰卧在床上，头部略抬高与胸平，双目微闭，舌抵上腭，两足并拢，一手按胸，一手按腹。

第二步：作腹式深呼吸，用鼻吸气，宜深长，以顶起按腹之手为度。

第三步：用力慢慢呼气，以按腹之手缓缓落下为度，两手均不要用力。每日练功 1~2 次,每次 500~100 次。

按摩疗法

◆仰卧在床上,两手掌相叠,以脐为中心,在中腹、下腹部作顺时针方向摩动,以腹内有热感为宜,约 2 分钟。

◆仰卧于床上,双腿自然伸直,将右手掌心重叠在左手背上,左手的掌心紧贴于中脘穴上,适当用力揉按 30~50 次。

中脘穴位于腹中线,脐上 4 寸处。

◆坐于床上,两手叉腰,拇指向前按于同侧肋端,中指按于肾俞穴,适当用力按揉 30~50 次。

肾俞穴位于第二腰椎棘突下,旁开 1.5 寸处。

饮食疗法

◆胡桃粥:胡桃,粳米。将 10 颗胡桃肉捣碎,100 克粳米洗净;粳米与胡桃肉一同放入锅内,加清水适量,用武火烧沸后,转用文火煮至米烂成粥即可。作早、晚餐食用。大便稀薄者忌食用。

◆芝麻粥:用中火炒熟 6 克黑芝麻,有香味时,取出;粳米 50 克洗净,放入锅内,加清水适量,用武火烧沸后,转用文火煮,至米八成熟时,放入炒熟的黑芝麻,继续煮至米烂成粥。吃时加少许蜂蜜拌匀,每日 2 次,作早、晚餐服用。具有很好的润肠通便作用。

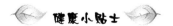
健康小贴士

便秘者可常进食这些食物来缓解症状,如:莲藕、紫菜、芝麻、黄豆、圆白菜、牛蒡、茼蒿、菠菜、芋头、白萝卜、金针菇、黑木耳、苹果、香蕉、菠萝等。

PART.1 精英成了"温水里的青蛙"

Chapter 4

慢性胃炎——该打响"保胃战"了

> "十人九胃",意思就是十个人中有九个人患有胃病。可见胃病很容易就会找上门来,尤其是对于工作忙碌、饮食不规律的年轻白领们。但是得胃病容易,彻底治好却很难,所以,在我们还健康的时候,就要珍惜健康,远离胃病。

　　早晨宁可赖在床上多睡 10 分钟,也不愿起来为自己准备早餐,常常是在路上匆忙解决;到了公司一忙起来,就忘记午饭时间,下午两三点钟才发现自己已经饿过头;晚上又要应酬客户,红酒、白酒、啤酒轮番轰炸,日积月累,终于有一天,胃提出了抗议,随之而来的胃病让上班族们苦不堪言。是时候打响"保胃战"了。

　　我曾经治疗过一个患慢性胃炎的小伙子,才毕业 2 年,看上去身体很健壮,可是却有 2 年的胃病史了。跟他交流得知,他大学刚毕业就进入一家大公司做销售,他很珍惜这个工作机会,于是非常卖力地工作。白天在外面奔波,午饭常常不按时吃,晚上在公司待到八九点钟才回家吃饭,有时由于太累,干脆就把晚饭省了。平时胃有些不舒服时,就自己随便吃点胃药。这样几个月下来,本来是个健康、阳光的小伙子却常常被胃痛折腾得愁眉苦脸,胃疼严重时必须要躺下来,直到影响了他正常工作,才觉得不能再拖延了。检查结果出来,被诊断为慢性胃炎。

慢性胃炎是指由各种原因所致的胃黏膜发生慢性炎症病变,是一种常见病,一般分为慢性浅表性胃炎和慢性萎缩性胃炎。慢性浅表性胃炎的炎症限于胃小凹和黏膜固有层的表层;而慢性萎缩性胃炎炎症深入黏膜固有膜,影响到胃腺体,使之萎缩。无论哪种类型的慢性胃炎对我们身体健康的危害性都不容小觑。一般的症状会表现为:上腹部隐痛、胀痛或钝痛,多数都与饮食有关,空腹时没有感觉,往往在饭后感到不适,常因进冷食、硬食、辛辣或其他刺激性食物而引起症状或使症状加重。另外,天气寒冷、情志刺激也可加重疼痛。还会有食欲不振,食后腹胀、嗳气、恶心、反酸、烧心等症状。萎缩性胃炎有时可伴贫血、消瘦、舌炎及腹泻等。

有很多上班族都像前面所讲的那位小伙子的情况一样,由于工作压力大加上饮食不注意导致胃部不舒服,胃疼起来就自行吃点药,觉得挺过这一阵就好了,并不放在心上。结果一拖再拖,最终发展成了慢性胃炎。千万不要以为有点胃病算不了什么,如果不及时治疗、控制,有可能会发生很多并发症。看看下面的几种并发症,就知道这并非是耸人听闻。

胃出血 胃黏膜萎缩变薄、血管显露、粗糙食物磨搓、黏膜糜烂出血,以黑便为主要表现,若出血量大时,可突然吐血,重者头晕、心慌、眼黑、大汗,甚至休克等。

贫血 慢性胃炎可能导致大量失血,随之而来就是产生贫血:一种是巨幼红细胞贫血,即恶性贫血,患者会有头晕、乏力、心悸、面色苍白等症状。另一种就是缺铁性贫血,由慢性失血所致;或由于进食过少,营养不足引起;抑或是因为胃酸缺乏而致。

胃溃疡 胃溃疡与浅表性胃炎、糜烂性胃炎可能同时存在,会有明显的炎症刺激,胃黏膜萎缩变薄,并发糜烂、溃疡。

胃癌 若长期得不到治疗,有可能会引发癌变。一般发生于胃部溃疡的周围黏膜,在刺激下发生癌变。而中国胃癌死亡率居世界第一位。

可见慢性胃炎会给我们的健康带来诸多隐患,那么远离慢性胃炎就要了解生活中哪些因素会引发慢性胃炎,避免这些因素的发生,也就不会受到疾病的侵扰了。其实,引发慢性胃炎的原因很多,比较明确的有这几种:细菌、病毒或其他毒素,一般多见于急性胃炎之后,由于胃黏膜病变,但又经久不愈而逐渐发展为慢性浅表性胃炎,因此一旦患上急性胃炎,就要及时治疗,并彻底治愈;长期地饮烈性酒、浓茶、浓咖啡等,或吃过多的刺激性食物,都会破坏胃黏膜而引发胃炎;一些药物刺激,比如水杨酸盐、洋地黄、保泰松、消炎痛、辛可芬等会对胃黏膜造成损害,而导致胃炎;口腔、咽部的慢性感染,也有可能引发慢性胃炎;胆汁反流进入胃时,由于胆汁中含有胆盐,则有可能破坏胃黏膜屏障,使胃液中的氢离子反弥散进入胃黏膜而引起炎症;深度 X 线照射胃部,也可引起胃黏膜损害,产生胃炎;由于工作压力,长期的精神紧张和生活起居、饮食的不规律也极容易引发慢性胃炎。

从中医的角度来看,慢性胃炎多是由于长期情志不遂、饮食不节、劳逸失常,而导致肝气郁结、脾失健运、胃脘失和、日久中气亏虚,从而引发出身体种种不适的症状。具体类型有以下几种:

食滞伤胃型 由于饮食不当、暴饮暴食而导致脾胃受损。表现为食积胃脘,腹胀钝痛,恶心呕吐,有嗳气并反酸,大便秘结有腐败异臭,舌质红,苔厚黄腻,脉象弦滑。治疗时宜健脾和中、消食开胃。

胃阴亏虚型 表现为胃部灼热疼痛,感到饥饿但又进食不多,口干易渴,大便艰涩,舌质红有裂纹,舌苔光剥或少苔,脉象弦细数。治疗时宜疏肝健脾、益阴养胃。

热邪犯胃型　表现为胃部灼热疼痛，容易有饥饿感，口苦咽干，反酸，便秘，舌质红苔薄黄，脉象弦细。治疗时宜疏利中焦、清热和胃。

脾胃虚寒型　表现为胃部坠胀不适，食欲不振，呕吐酸水，隐隐作痛，受凉或饥饿时疼痛加重，得暖减轻，大便稀溏，神疲乏力，舌质淡、胖大、边有齿印，苔薄白，脉象沉细弱或浮大无力。治疗时宜补中益气，健脾温胃。

肝郁犯胃型　表现为胃部痞满隐痛，两胁撑胀疼痛，嗳气频频，时有泛酸，食欲减退，舌质红苔薄白微黄，脉象弦细。治疗时宜疏肝理气、健脾安胃。

淤滞伤胃型　表现为胃部刺痛或锐痛，痛处拒按，时感胃部灼热嘈杂，纳差，舌质暗紫有淤斑苔薄黄，脉象涩滞。治疗时宜活血化淤、行气理胃。

肝火犯胃型　因久病脾胃气虚，情志不舒，郁而化火，致使胃脘痞满隐痛，食后疼痛加重，经常烧心泛酸，口苦发黏，便溏，舌质淡红，苔黄腻，脉细数。治疗时宜疏肝理气、清热调胃。

湿困脾胃型　表现为胃部痞闷，纳呆，少食即感胀，口淡无味，渴而少饮，肠鸣辘辘，大便稀溏，身重乏力，困倦懒动，舌质淡胖苔白腻，脉象濡细。治疗时宜健脾祛湿、理气醒胃。

打响"保胃战"

预防胜于治疗，慢性胃炎虽是较常见的病，但要彻底治愈却需要很长一段疗程，因此要把预防工作做在前面，我们就能远离胃炎之苦了。那么生活中我们该如何预防患上慢性胃炎呢？首先要坚持锻炼身体，增加机体抵抗力。身体各个部分都是有联系的，整体健康了，胃自然也会更加强健；生活起居要规律，有意识地规划自己的生活，保持作息和饮食规律，并注意饮食卫生，避免或减少进食对胃刺激性过大的食物，比如辛辣、生冷、坚硬的食物；一旦感到胃部不舒服了要及时、妥善地处理，尤其是发生了急性胃炎时要遵照医嘱，不可自行乱用药；最后还要保持个人卫生，尤其是口、鼻、咽喉，以去除体内的感染病灶，断绝病源。

　　如果已经确诊患上慢性胃炎，那生活中就更要注意保养，胃病需要"三分治七分养"，是一个长期调理的过程。所谓病从口入，饮食入口，自然会影响到胃，所以调理胃病要先从饮食下手。首先养成少食多餐的习惯，每次吃东西不可吃得过饱，而且也不要等过饥再吃东西，或极渴时再饮水，尤其晚饭宜少吃，多摄入一些精工细作、富含营养的食物，尽量少吃粗糙和含粗纤维多的食物；不要大量吃冷硬的食物，也不宜吃过热烫的食物，这对食道和胃的损伤都很大；有胃病的人胃的抵抗力会比较弱，所以要保证食物的清洁，防止食物被污染，并注意食用餐具的卫生；要吃新鲜的食物如新鲜的蔬菜和水果，不食腐烂变质的食物；多吃清淡的素食，既易于消化吸收，又利于胃病的恢复；忌饮烈性酒、浓茶、咖啡等刺激性强的饮料，不宜吃过甜、过咸、过浓、过冷、过热、过酸的食物和刺激性强的调味品，以防伤害胃黏膜；另外，要养成细嚼慢咽的进食习惯，充分地咀嚼，可以使唾液大量分泌，既有利于食物的消化吸收，又有防癌和抗衰老的效果；烹调方法的讲究也是很有必要的，胃病患者宜选用蒸、煮、焖、炖、烩、氽等烹调方法，而不宜选用煎、炸、熏、烤等烹调方法，因为用这些方法加工出的菜肴不易消化，而且身体很难吸收。

按摩疗法

除了做好饮食上的调理外，还可用按摩来改善局部血液循环，促进胃肠蠕动，消除胀气，对调理慢性胃炎效果颇佳。

◆仰卧在床上，用掌揉按腹部，以腕关节为主进行回旋动作。先用右手向右转10次再向左转10次，再换左手，向左右各旋转10次。揉时由慢而快，再由快而慢，用力要均匀。如此反复，揉10~15分钟。

◆仰卧在床上，指压中脘穴，放松肌肉，一面缓缓吐气一面用指头使劲地压，6秒钟时将手离开，重复10次，就能使胃感到舒适。中脘指压法如果在胃痛时采用的话，效果更明显。

中脘穴位于胸骨下端和肚脐连线中央。

◆指压足三里。同样刺激时一面吐气一面压6秒钟，重复10次就可促进胃酸分泌，使胃感到舒服。

足三里穴位于外膝眼下3寸，距胫骨前嵴约一横指，胫骨前肌上。

饮食疗法

◆小茴香粥：将30克的小茴香装于纱布袋内扎口，入锅加水先煮半小时至40分钟，丢掉药包，再加入洗净的200克粳米及适量水同煮至熟，然后加适量精盐调味即可。早晚服用，可健脾开胃，行气止痛。

◆玉竹山药鸽肉汤：将一只鸽子处理干净、肉切块，放沙锅中，然后加15克玉竹、20克山药、精盐，加水500毫升，文火炖煮60分钟，肉熟烂后饮汤食肉。可健脾益气，滋阴止渴。

◆肉桂粳米粥：先将1~2克肉桂研成细末。再将100克粳米和适量砂糖一同放入沙锅内,加水煮为稀粥。然后,取肉桂末调入粥中,改用文火,再煮沸,待粥稠停火即可。早晚餐时空腹温食,可温中和胃。

健康小贴士

平时生活中可以多选择一些养胃的食物,如小米、山药、枸杞子、菠菜、莲子、银耳、大豆、谷物、扁豆、薏苡仁、大枣、板栗、木瓜、牛奶、豆制品、蘑菇等。

Chapter 5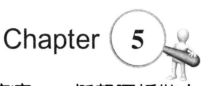

腰部疾病——挺起腰板做人

別以为腰酸背疼的画面只是出现在上了年纪的老人生活中，那些精力充沛、年富力强，出入高档写字楼的上班白领们也开始遭受各种腰部疾病的困扰。腰椎增生、腰肌劳损、腰椎间盘突出这些听起来认为不应该属于30岁左右人群的病症，却提前了几十年来到他们的生活里。

似乎社会越发展，一些疾病就越来越年轻化，比如腰部疾病本来曾多发于中年人，现在却以30岁左右的年轻人居多。长期维持一个姿势工作的办公室人群，由于腰椎长时间承受静压，加上平时也很少参加体育锻炼，使体质下降，致使这些"坐族"人群的腰椎发生病变。

我曾接触过一个30出头就患有腰椎间盘突出的病人。他是从事IT行业的，每天到了公司，在电脑面前一坐就是一天。忙起来的时候，午饭都是直接叫外卖在座位上吃，一天中只有上厕所时才会离开座位，有时还常常加班到晚上。终于出现了腰部酸痛不适，坐也不是，站也不是，使他不得不回家卧床休息。症状缓解后去上班，结果又加重了，这才不得不去医院检查，结果被确诊为腰椎间盘突出。

威胁办公室一族腰部健康的除了腰椎间盘突出，还有腰肌劳损和腰椎增生等腰部疾病。

虽然都是在腰部，但是它们的病变原因和症状表现又不尽相同。

了解这些症状有助于我们早发现早治疗。

腰椎间盘突出　主要是因为腰椎间盘各部分(髓核、纤维环及软骨板),尤其是髓核,有不同程度的退行性改变后,在外界因素的作用下,椎间盘的纤维环破裂,髓核组织从破裂之处突出(或脱出)于后方或椎管内,导致相邻的组织,如脊神经根、脊髓等遭受刺激或压迫。

由于突出部位的大小、病程长短以及个体差异而有不同的症状表现,主要为腰部和下肢的疼痛。

腰部疼痛:主要为下腰部的钝痛,长时间地行走、站立或久坐等活动后加重,卧床休息后可暂时缓解,严重者可呈痉挛性剧痛。

下肢疼痛:单侧或双侧都可能出现,疼痛主要沿臀部、大腿及小腿后侧至足根或足背,呈放射性刺痛。有的患者可因咳嗽、打喷嚏或腹部用力时感到下肢疼痛加剧,还有些患者会感到下肢发凉,并出现水肿。

腰椎间盘突出除了会使患者感到腰部和下肢的疼痛不适外,还有可能引发肌肉萎缩、患腿变细、行走困难等,严重时出现大小便功能障碍、下肢瘫痪、长期卧床不起,给我们的生活和工作带来巨大的影响。

腰肌劳损　主要指腰骶部肌肉、筋膜、韧带等软组织的慢性损伤,导致局部无菌性炎症,从而引起腰骶部一侧或两侧的弥漫性疼痛。

症状表现为:长期反复发作的腰或腰骶部疼痛,呈钝痛和酸痛,疼痛可随气候变化或劳累程度而变化。阴雨天气,受到风寒潮湿影响时加重,劳累时加重,休息一下,或适当活动和经常改变体位时减轻。时轻时重,缠绵不愈。有些患者疼痛状况不是很明显,往往是在活动时有牵拉感,不能长时间地站着或坐着,不能弯腰,弯腰稍久,直起腰时就感到很困难。急性发作时,各种症状均会明显加重,并可有肌肉痉挛、脊椎侧弯和功能活动受限,有些人可有下肢牵拉性疼痛。

腰肌劳损若不及时治疗改善,就很容易加速腰椎的蜕变,天长日久，可能会造成较为严重的腰椎间盘突出症或者腰椎管狭窄症。

腰椎增生　指腰椎间盘因长期损伤而退化，致使椎体发生病理性增生，俗称"骨刺"。腰椎增生按照严重程度一般分为三个阶段。第一阶段为隐蔽阶段，此时已经出现了增生部位，增生的厚度或长度仅在1~2毫米之间。人体基本上还没有感觉，对人的日常活动也不会构成影响，这一阶段持续1~2年的时间。第二阶段就会进入明显阶段，骨质增生的长度超过了5毫米以上，人体活动明显受到影响。常表现为腰腿酸痛，时轻时重，尤以久坐、劳累后或晨起时疼痛明显，适当活动或休息后减轻。此阶段如果没有得到及时和彻底的治疗，则可能造成长期身体的疼痛，以至影响正常的生活工作。这一阶段可延续多年，以至一直进入瘫痪或运动障碍阶段。此时骨质增生部位明显增多、增生长度超过10毫米以上，很可能导致瘫痪或行走困难。

让腰椎年轻起来

腰部疾病有不同情况，但它们都不是一朝一夕就会得上的，尤其对于还年轻的上班族们，多是由于生活工作中不加注意，日积月累，腰椎透支过度而造成了腰部损伤。因此在工作生活中，加强保护腰椎的意识是远离腰部疾病的前提。只要做到下面的几点，你的腰椎就会与腰部疾病无缘。

不要长期久坐　因为长期久坐会使腰椎处于后弯状态，腰部肌肉韧带均处在紧张状态，腰椎间盘承受的压力可能增大10倍。腰肌和腰部韧带长期紧张，就会出现慢性的劳损，对腰部的稳定性和保护性下降，同时，久坐后腰椎间盘的超负荷造成腰椎间盘蜕变，就容易在外力的作用下使椎间盘纤维环破裂，髓核突出压迫神经。因此常常变换体位，对我们的腰部有着重大意义，我们可以每坐20~30分钟就站立一下、走动一下，养成良好的习惯。

不要长期弯腰工作　在一些特殊工作中，可能需要弯腰用力，这时腰椎间盘承受压力要比一般站立时增大1倍甚至几倍。因此长期弯腰工作的腰背痛发病率就很高，同时腰椎间盘突出症的发病机会也增大。因此弯腰工作一会儿就要直起腰活动休息一下。

切忌爆发用力　腰椎间盘组织处在两个腰椎之间，承受着腰椎的压力和运动。如果突然承受超负荷爆发力，就容易使椎间盘损伤。特别是有腰椎间盘突出的时候，爆发力容易撕裂本来稳定的腰椎间盘纤维环伤口，而加重病情。生活中需要腰部用力时，一定要先活动一下腰部，缓慢用力。

避免剧烈运动　患有腰部疾病的人，要禁止任何球类运动和单侧运动。剧烈运动会使患有腰部疾病的人，病情加重。特别是在腰椎间盘突出的急性期，神经由于髓核的压迫刺激出现水肿和无菌性炎症，剧烈运动会加剧突出物对神经的摩擦刺激，不利于神经水肿和炎症的消退。

换掉软床垫　我们人体正常脊柱有一个"S"形的生理弯曲度，睡觉的时候姿势不好、枕头过高、床垫过软，都不利于脊柱的生理弯曲度，造成腰肌紧张、僵硬、血液循环不畅，不利于腰部疾病的恢复。所以，我们睡觉时候的枕头高度和床垫软硬度要适中，床垫硬度以人睡在上面不会凹陷变形，舒适为宜。

避免受凉　患有腰部疾病的人腰背部肌肉紧张，整个腰部血液循环下降，神经对外界刺激的敏感性加强。在气温过低时，冷空气的刺激会使腰部血液流通不畅，所以我们的腰部要注意防寒保暖。如果有腰部疾病，可以进行腰部热敷促进血液循环，帮助缓解疼痛症状。

忌吃刺激性食物　由于腰椎间盘突出后对神经的压迫刺激，使神经对外界刺激的敏感性加强,同样对刺激性的食物和烟酒等刺激性也一样敏感,因此患有腰部疾病后就要尽量避免摄入一些刺激性食物以及戒掉烟酒。

运动疗法

对于腰部疾病的患者我们还可以通过一些运动疗法来进行辅助治疗。

◆仰卧在床上,将双手和双脚以及头部作为支点,将腰部和臀部向上抬起,抬起高度因人而异,要在自己的承受范围内,不可过度,反复抬起。锻炼一段时间后,可以将头抬起,只用双手和双脚作为支点。

◆仰卧在床上,尽量向上、向后伸脖子并抬起头与双肩,使头和肩背离开床面且保持直线,腹部肌肉收缩紧张即达到要求,维持 30 秒后放下。

◆双手叉在腰部,两腿分开与肩同宽,腰部放松,呼吸均匀,前后左右旋转摇动,开始旋转幅度要小,逐渐加大,每次旋转 80~100 次。

按摩疗法

◆按揉肾俞穴、腰俞穴。每穴各按揉 2 分钟,力度适中。

肾俞穴位于第二腰椎和第三腰椎棘突之间,旁开 1.5 寸;腰俞穴位于第四骶骨下,骶管裂孔中,臀沟分开处即是。

◆两手半握拳,在腰部两侧凹陷处轻轻叩击,力量要均匀,不可用力过猛,每次叩击 2 分钟。

◆两腿齐肩宽站立,两手背放在背部,沿腰两侧上下摩擦,以腰部感觉发热为度。

饮食疗法

◆韭黄炒猪腰：将一个猪腰剥去中间白色筋膜，切成薄片；鲜韭黄100克洗净切小段。锅内加油，将猪腰和韭黄放入，炒熟，加适量盐炒匀即可。此道菜可补肾强腰，适用于肾虚腰疼，慢性腰肌劳损。

◆山药羊肉粥：将500克羊肉洗净切片，先用水煮至熟烂；再将500克山药洗净、切片，与羊肉片和洗净的250克粳米一同放入锅内煮成粥，可加入适量猪肉同煮，粥熟后加适量盐调味即可。此粥有健脾、补肾、强腰作用。

◆茴香炖猪腰：将一对猪腰从中间切开，剥去中间白色筋膜，洗净；将10克小茴香和少量盐放入猪腰内，然后将猪腰合拢，放入碗内，在蒸锅内加适量水，隔水蒸熟猪腰即可。可温肾壮腰，和胃理气，散寒止痛。适用于腰肌劳损，肾虚腰疼。

健康小贴士

患有腰部疾病的人平时可多摄入一些含有增强骨骼强度、肌肉力量，且有助于功能恢复的营养成分。如多吃含有钙、蛋白质、B族维生素、维生素C、维生素E等这些营养素的食物。

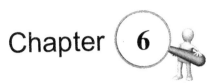

Chapter 6

痔疮——办公室里的"温床"

民间有说法叫"十人九痔",意思是十个人里就有九个人患有痔疮的,可见其概率有多大。而且大部分痔疮患者都是坐办公室的上班族们,忙碌的工作让他们兢兢业业地坐在电脑前无法动弹,很快就"成长"为有"痔"青年。

装潢讲究的写字楼里井然有序地布满了上班族们的工位,干净的办公桌和舒适柔软的办公转椅构成了每个上班白领们工作的"温床"。之所以说是"温床",就是因为这样的工作特点会滋生出很多健康隐患。痔疮就是其一。

我的一个朋友在一家公司做会计工作,她自己拥有一间独立的办公室。宽大的办公桌,舒服的办公转椅可以让她从早坐到晚,当然也是由于工作性质关系,成了公司里每天坐的时间最长的人。前一阵子她说每天上厕所成了一件痛苦的事情,因为排便时感觉肛门周围很疼。我问她疼多久了,她说有几个月了,最初只是感觉轻微的疼痛,也没在意,现在越来越严重,有时疼如刀割般。我让她去医院查查是不是得了痔疮,结果去医院检查,被诊断为外痔。

痔疮是肛门直肠底部及肛门黏膜的静脉丛发生曲张而形成的一个或多个柔软的静脉团的一种慢性疾病。当排便持续用力时,造成肛门处静脉内压力反复升高,静脉就会肿大。肿大扭曲的静脉壁会变得很薄,在排便时极易破裂。

痔疮包括内痔、外痔、混合痔三种情况。内痔是长在肛门管起始处的痔;如果膨胀的静脉位于更下方,几乎是在肛管口上,这种曲张的静脉就叫外痔,外痔有时会脱出或突现于肛管口外,但这种情形只有在排便时才会发生,排便后它又会缩回原来的位置。无论内痔还是外痔,都可能发生血栓。在发生血栓时,痔中的血液凝结成块从而引起疼痛。而混合痔则兼有内外痔双重特征。

通常患了痔疮会有如下几种症状表现:

1.排便时会出血,常为间断性便血,血色鲜红,量不大。在便秘时便血更加严重。

2.肛门局部剧痛,排便、坐、走、咳嗽等均有可能加重。

3.由于肠黏液流出肛门而刺激皮肤引起瘙痒。

4.痔块脱出是内痔发展到中、晚期的主要症状。早期能自行回复,后期痔块有被嵌顿的可能。

痔疮"七宗罪"

小小的痔疮如果不及时治疗也会造成很多的危害。看看下面的几条,如果是有"痔"者就不要再继续选择忍耐了。

一罪:引起肛肠疾病 痔疮可以引发如肛裂、肛瘘等多种肛肠疾病。如果患了痔疮不及时治疗,引发出了这些肛肠疾病,致使几种病状共存,就会给治疗带来非常大的难度,恢复时间也会加长,给工作和生活带来不便。

二罪:贫血 长期便血容易导致贫血,而便血是痔疮的主要症状。在痔疮初期和中期症状还比较轻,但排便时出血是常事,由于症状较轻而极易被患者忽视或采用保守治疗,久而久之,随着失血量的增加,患者就会出现面色苍白、乏力、头昏、虚弱、记忆力下降,甚至眼花、耳鸣、食欲下降等严重的贫血症状。

三罪:引起脱垂、嵌顿甚至坏死 痔疮在初期时还只是无痛便血;严重后黏膜会脱出,有时可以回复,但最终还是无法避免直肠脱垂的结果。如果再继续发展下去就会经常出现嵌顿,严重时甚至坏死。

四罪:女性患者容易引发妇科炎症 女性患了痔疮,由于生理结构原因,肛门离阴道很近,痔疮出血或发炎往往会导致病菌大量繁殖,如果不慎进入阴道,就可能引发各种阴道炎、尿道炎、膀胱炎、附件炎等妇科炎症。

五罪:导致肛门周围湿疹 当痔块脱出或括约肌松弛时,会有黏液流出肛外而刺激到周围皮肤,如不能及时清洗,就会导致皮肤瘙痒和肛门湿疹。局部还可能出现红疹、红斑、糜烂、渗出、结痂、脱屑。由于病情难愈,肛门周围皮肤随着不断的刺激开始增厚,颜色发灰白或暗红,皮肤粗糙,可能发生皲裂、瘙痒等。

六罪:忽略了直肠癌 由于痔疮的发病部位和直肠癌相似,90%以上的直肠癌病例在初期被误诊为痔疮,从而耽误了治疗时机。据临床数据显示,因痔疮来医院就诊的患者中,有 1%~3%最终被诊断为直肠癌。

七罪:影响孕妇、胎儿健康 在怀孕期间,痔疮如果经常反复出血,日积月累,导致贫血等症状,不但影响孕妇自身的健康,也影响胎儿的正常发育,可能造成发育迟缓,体重过低,甚至引起早产或死亡。

痔疮有如此之多的危害,那究竟是什么原因引起了痔疮呢?这和上班族们平时的工作和生活习惯不无关系。

长期坐着或站立 人在坐着或站立时,肛门直肠位于下部,由于重力和脏器的压迫,直肠静脉及其分支缺乏静脉瓣,血液不易回流,容易淤积至直肠部位而形成痔疮。

不良的大便习惯 很多人有如厕时看书看报的习惯,这样做会使大便时间延长,容易造成肛门盲肠内淤血,而引发疾病;还有些人喜欢如厕时吸烟,认为能驱除异味,殊不知吸烟会缓冲大脑的大便反射,极容易造成大便秘结,而经常便秘就会引发痔疮;另外,有些人排便时困难,就会使劲用力,或者不管大便感受是否强烈,就盲目地用力,这样只能使盲肠肛门和盆底肌肉增多不必要的负担与局部淤血,致使疾病发生和蔓延。

慢性疾病 如果长期营养不好,体质虚弱,会导致肛门括约肌松弛无力,引发痔疮。一些长期患慢性支气管炎、肺气肿的病人,由于咳喘造成腹压上升,而使盆腔淤血。另外慢性肝炎、肝硬变、腹泻、结肠炎等均是肛肠疾病发生的诱因。

饮食原因 日常生活中,长期饮酒或吃辛辣等刺激性食物会刺激消化道黏膜,造成血管扩张,结肠功能紊乱,使患痔疮几率也明显增加。

不做有"痔"青年

拒绝痔疮对我们的生活和工作的困扰,首先做好预防工作。预防痔疮的方法很多,只要坚持执行就不会成为有"痔"青年。

加强锻炼。经常参加多种体育活动,因为体育锻炼有益于血液循环,可以调和人体气血,促进胃肠蠕动,改善盆腔充血,防止大便秘结,从而大大降低患上痔疮的可能。

预防便秘。合理调配饮食,多选用一些蔬菜、水果、豆类等含维生素和纤维素较多的食物，少吃辛辣刺激性的食物，如辣椒、芥末、姜及酒等。每天都要养成定时排便的习惯，对于预防痔疮的发生，有着极重要的作用。当有便意时不要压抑便意而不去大便，因为久忍大便可以引起习惯性便秘，而引发痔疮。排便时蹲厕时间过长，或过分用力，这些都是不良的排便习惯，容易造成便秘。

女性要注意孕期保健。女性妊娠后可致腹压增高，特别是妊娠后期，下腔静脉受日益膨大的子宫压迫，直接影响静脉的回流，从而容易诱发痔疮，此种情况在胎位不正时尤为明显。因此怀孕期间应定时去医院复查，不仅有益于孕期保健，对于预防痔疮及其他疾病，也有一定的益处。另外怀孕期间应适当增加活动。避免久站、久坐，并注意保持大便的通畅，每次大便后用温水冲洗肛门局部，改善肛门局部血液循环，对于预防痔疮也十分有用。

注意清洁。肛门、直肠、乙状结肠是储存和排泄粪便的地方，而粪便中的细菌，很容易就污染到肛门周围的皮肤，从而诱发肛门周围汗腺、皮脂腺感染，而生疮疖、脓肿。尤其是女性的生理结构，阴道与肛门相邻，阴道分泌物较多，可刺激肛门皮肤，诱发痔疮。因此，应经常保持肛门周围的清洁，每日温水熏洗，勤换内裤，对预防痔疮也大有裨益。

对于有"痔"者平时生活中当然也可以用上面的方法来缓解控制病情，除此之外再用按摩、运动、饮食等一些疗法来积极配合治疗就能起到很好的疗效。

运动疗法

运动对防止肛门处的淤血有很大作用。运动能减低静脉压，加强心血管系统的机能，消除便秘，增强肌肉力量，从而更有效地缓解痔疮症状。

◆提肛运动。全身放松,将臀部及大腿用力夹紧,配合吸气,舌舔上腭,同时肛门向上提收。像忍大便的样子,提肛后稍闭一下气不呼,然后配合呼气,全身放松。每日早晚两次,每次做十几下。

◆举骨盆运动。仰卧屈膝,使脚跟靠近臀部,两手放在头下,以脚掌和肩部作支点,使骨盆举起,同时提收肛门,放松时骨盆下放。熟练后,也可配合呼吸,提肛时吸气,放松时呼气。每日坚持做1~3次,每次20下。

◆交叉起坐运动。两腿交叉,坐在床边或椅子上,全身放松;两腿保持交叉站起,同时收臀夹腿,提肛;坐下还原时全身放松,连续作10~30次。

◆体前屈运动。两腿开立,两掌松握,自胸前两侧上提至乳处,同时反头挺胸吸气;气吸满后,上体成鞠躬样前屈,同时两拳变掌沿两腋旁向身体后下方插出,并随势作深吸气。如此连续操作5~6次。

◆提重心运动。两腿并拢,两臂侧上举至头上方,同时脚跟提起,作深长吸气;两臂在体前自然落下,同时脚跟亦随之下落踏实,并作深长呼气,此势可连续作5~6次。

按摩疗法

◆临睡前用手自我按摩尾骨尖的长强穴,每次约5分钟,可以疏通经络,改善肛门部分的血液循环。

◆有意识地向上收缩肛门,早晚各1次,每次做30次,这是一种内按摩的方法,有运化淤血、锻炼肛门括约肌、升提中气的作用。经常运用,可以改善痔静脉回流。

◆仰卧在床上,两腿自然伸展,以气海穴为中心,用手掌作旋转运动;先逆时针旋转 20~30 次,然后再顺时针旋转 20~30 次。气海穴位于体前正中线,脐下 1 寸半。

饮食疗法

◆增加含纤维高的食物。高纤维素饮食可使大多数患者的症状缓解或消失,有类似括约肌切开和肛门扩张的效果。

◆多摄入粗粮。粗加工的食品,含有较多的营养素和食物纤维,适合便秘或痔疮患者食用,有利于大便通畅。

◆纠正不良饮食习惯。长期饮酒会促进痔疮的形成,所以痔疮患者应戒酒,同时避免辛辣等刺激性的食物。

健康小贴士

痔疮患者要经常食用下列食物:

五谷、蔬菜类:竹笋、甜菜、卷心菜、胡萝卜、绿豆、韭菜、芹菜、茭白、豌豆苗、马铃薯、未经加工的谷类,粗粮、麦麸面包、黑绿叶蔬菜、油菜、荷兰豆、莴苣。

水果类:苹果、橘子、猕猴桃、葡萄、西瓜、香蕉、草莓、巴西果。

肉类:猪、牛、羊的瘦肉,里脊肉,鱼肉,鸡、鸭、鹅肉。

Chapter 7

脱发——谁动了你的秀发

> 白领的收入越来越高,头发也是掉得越来越多。难道脱发与收入成正比?这看似玩笑话,但的确代表了现在一些都市白领的现状。他们在职场上打拼得热火朝天的同时, 身体已在渐渐地透支, 就连头发也正受到威胁。

脱发已成为现在都市中光鲜靓丽的白领青年们所不得不面临的尴尬。巨大的工作压力,长时间地面对电脑,精神高度紧张,睡眠不足等,都对他们本来浓密而黑亮的头发构成威胁。早晨醒来会发现枕巾上留下很多发丝;洗漱完毕梳头时又掉了许多;平时洗头看着盆里漂浮的一层头发更是让人心惊。脱发成了年纪轻轻的上班族们必须要解决的"头"等大事。

一个患者才30岁,就已经额头光秃秃的了。他说他三年前还是一名研究生,那时的头发又浓又黑,根本没有脱发的迹象,可毕业后进入现在的软件公司干了不到3年,就成了现在的"地中海"式的发型。自己家乡的哥哥比他还大几岁,头发都要比他浓密。这与他平时工作用脑过度,缺乏睡眠有很大关系。

脱发分生理性脱发和病理性脱发两种。生理性脱发属于头发正常的脱落,每天脱落50~75根头发都属于正常。而病理性脱发就是头发异常或过度地脱落了。很多上班族脱发多是由于他们工作压力大,长时间用脑,使中枢神经系统长期处于紧张状态,植物神经紊乱,皮肤血管收缩功能失调,头皮局部的血管收缩使供血量减少,造成毛囊营养不良,使头发的营养供应出现障碍,从而引起脱发。但也有很多年轻人属于其他类型的脱发,例如以下几种类型:

脂溢性脱发 头皮上常常覆盖着较厚的油性分泌,头发也因过油而显得光亮,发丝稀疏且细,也有一些头发干燥、头屑多、无光泽的表现。一般中青年多属此类型。

解决办法:饮食上要以清淡为主,少吃刺激性食物,多吃水果、蔬菜,或遵照医嘱服用维生素 B_6 和维生素 B_2 等。

肥胖性脱发 由于摄入脂肪过多,使大量的饱和脂肪酸在体内代谢后产生废物,随着血液循环到达头部而堵塞了头发毛囊导致脱发。

解决方法:少吃高脂肪、高热量、油腻重的食物,并适当加强体育锻炼。

营养性脱发 由于消化吸收功能出现障碍,使营养不能完全吸收造成营养不良导致脱发。

解决方法:改善消化功能,加强营养,多吃蔬果、海带、桑葚、核桃仁等对头发有益的食物。

物理性脱发 由于空气污染物堵塞毛囊,或被有害射线辐射而导致的脱发。

解决办法:不要使用易产生静电的尼龙梳子和尼龙头刷,在空气粉尘污染严重的环境戴防护帽并及时洗头。

化学性脱发 对头发使用了一些有害化学物质,对头皮组织、毛囊细胞的损害导致脱发。

解决办法:不使用刺激性强的染发剂、烫发剂及劣质洗发用品。

病理性脱发 主要由于一些传染病或长期服用某种药物,使病毒、细菌等对头发毛囊造成损伤,抑制了毛母细胞正常分裂,使毛囊处于休克状态而导致脱发。

解决方法:注意休息,使身体尽快康复,停药后头发会重新长出。

生活中导致脱发的因素有很多,而其中有很多是我们可以尽量避免的,如果你不想被脱发所困扰,那就要注意了。比如精神上总是感到焦虑、紧张就可能引起脱发,因此要学会自我调节放松,缓解精神压力。

在饮食上,每天所摄入食物中的蛋白质含量要足够,否则即使食物总量正常也会使毛发的生长受到抑制;低脂或无脂饮食会引起脱发,而过多地摄入脂肪又可使皮脂腺过度肥大,而影响毛发的生长;维生素A、锌元素和铁元素的缺乏均可引起毛发的脱落;B族维生素泛酸的缺乏也可引起毛发的干枯和缺少色泽;膳食中缺乏铜元素也会影响到毛发的健康。不要过度酗酒,大量的酒精会导致胃肠疾病,从而影响蛋白质、维生素等营养素的消化与吸收,而使头发"营养不良"造成脱发。

日常生活中,不要长时间待在开着空调的房间里,否则可致头皮屑增多和脱发;适当的锻炼很有必要,但过度的运动也会影响头发的健康,会出现毛丝柔细并导致脱发;不要长时间地戴帽子,那样会压迫头皮血管,影响头部血液循环,尤其在炎热夏季,帽子妨碍通风,时间长了就容易使头发脱落。

平时护发、美发不当也会造成脱发。如过多地使用电吹风会损害毛皮质与毛髓质,使头发干枯、分叉、变细直至脱落;梳子选用了尼龙制品或钢丝材质的对头发都不利;烫发剂和染发剂的使用次数过频,以及洗发水选用不当都会损坏头发而引起脱发。

当然,还有一些先天性的因素,如发育缺陷、各种综合征等所引起的头发完全缺失或稀疏,毛囊发育不良造成头发细软易断。

除了上面讲的一些生活起居习惯和精神因素导致脱发外,传统中医学还认为脱发的病因主要在肾,若肝肾两虚、气血不足,全身的血液循环就疲软,营养物质就无力被输送到人体的最高处"头顶",头上毛囊得不到滋养,就会引起脱发。

所谓"肾藏精,主生殖,其华在发"、"发为血之余",认为肾为先天之本,头发为血液的产物。肾藏精,肝藏血,精血同源相互转化,两者缺一不可。因此中医治疗脱发的方式也就围绕这一理论开展。一般来说,中医认为脱发与如下几种原因有关:

肾虚 "肾藏精,其华在发,肾气衰,发脱落"。五脏六腑之精华均藏于肾,肾虚就会使精血不足,而精血不足则导致头发缺少营养供应,引起头发脱落。

肺损 肺主皮毛,肺不好则皮毛先绝。肺的功能直接影响了氧气吸入,废物排出,以及体内的营养供应的情况。头发属于身体的皮毛部分,肺功能不好则会使皮毛失养,而致脱发。

血热 还很年轻就出现发白和脱落,很可能是血热太过而导致。血过热,头发反而不茂盛,血热生风,风热随气上窜至头顶,毛根得不到阴血滋养,头发会突然脱落。

毒素积累 糟糕的情绪、外界的污染以及不良习惯等都会使人体吸收、产生和积蓄大量毒素,这些毒素不仅破坏机体各器官,同时还影响机体各器官包括头发对养分的吸收,使头皮缺乏营养而造成脱发。许多治疗脱发的方法之所以效果不佳,体内毒素没有被清除是主要原因。

失精 男子性行为过多，精泄过多，造成阳气亏损、身体虚弱，没有足够的营养来荣养须发，从而造成头发脱落。

养发攻略

年轻人谁不想拥有一头健康、黑亮的头发，然而脱发的现状着实让人烦恼，因此就要平时好好保养自己的头发，以免日后遭遇脱发的尴尬。

首先，要勤洗发，洗发时对头皮要边搓边按摩，既能起到清洁头皮的作用，又能加快头皮血液循环。洗发时注意不要用脱脂性强或碱性洗发剂，这类洗发剂的脱脂性和脱水均很强，易使头发干燥头皮僵硬。应选用对头皮和头发无刺激性的无酸性天然洗发剂。清洁完头发后要用护发素再按摩一下头发，因为洗发和护发是两个相反的过程。洗发的时候头发的毛鳞孔张开，把其中的污垢清洗出来。护发素中蕴涵的水解蛋白、维生素等营养成分，能够滋润受损的毛鳞片，再使张开的毛鳞孔自动闭合，从而使头发恢复弹性而感到滑顺。

其次，不要用尼龙制的梳子和头刷，因尼龙梳子和头刷在梳头时易产生静电，会给头发和头皮带来不良刺激。最理想的是选用黄杨木梳和猪鬃头刷，既能去除头屑，增加头发光泽，又能按摩头皮，促进血液循环。平时吹风时也要慎重，吹风机吹出的温度较高，会破坏毛发组织，损伤头皮，因此要避免经常吹风。烫发次数也不宜过多，烫发液含有很多化学物质，对头发的影响较大，使用过于频繁会使发丝大伤元气。

再次，要戒烟、节制饮酒。吸烟会使头皮毛细管收缩，从而影响头发的发育生长。而饮酒，特别是烫热的白酒会使头皮产生热气和湿气，引起脱发。即使是啤酒,葡萄酒也应适量。

除此之外,要保持良好的情绪,消除精神压抑感。精神状态不稳定,每天焦虑不安会导致脱发,压抑的程度越深,脱发的速度也越快。因此保持适当的运动,放松神经,有助于头发健康。同时还要多吃蔬菜、谷物和水果,防止便秘,因为便秘会弄脏血液,影响头发质量。痔疮也会加速头顶部的脱发,因此也要避免痔疮的发生。

另外,空调温度和湿度要适宜。空调的暖湿风和冷风都可成为脱发和白发的原因,空气过于干燥或湿度过大对头发的健康都不利。

防止脱发DIY

生活中的一些小方法或许可以为你留住健康的头发助一臂之力。

◆每天早晚各梳发百次,能刺激头皮,改善头发间的通风。由于头皮是容易出汗弄脏的地方,勤于梳发可能有助于防止秃头和头皮屑的发生。

◆梳头发的方向如果保持不变,头发分缝儿的地方,由于常常被阳光照射的关系,将会呈现特别的干燥或变薄。如果分开的地方开始变薄,应该在搽发乳或头油后,加以按摩,使已经干燥的头皮得到滋润。平时不妨将分缝儿方向改变,不但能够享受发型的乐趣,且能够避免分开处的干燥,而导致秃头之麻烦。

◆具有酸性体质的,或体内缺少某些营养和钙的人,头发总是过于柔软而稀薄。这类人应多吃嫩海带芽、海带、乳酪、牛奶、生蔬菜等。同时每天按摩头皮,加以刺激头皮,促进血液的循环就可以获得改善。

◆发根部分要保持清洁,洗发精须使用弱酸性的洗发剂。平常可涂抹发乳或养发油在头皮上,予以按摩和刺激。

◆脱发或秃头的人,头皮会有些硬化。而摄取过多的糖分及盐分或动物性脂肪,有碍于血液循环。因此应多喝水或多吃蔬菜。多吃有助于软化头皮的食物,如含有丰富铁质的食品,瘦肉、鸡蛋、菠菜、包心菜、芹菜、水果等都是最佳的治疗食物。

◆少对头发进行烫染,因为在对头发进行烫染的过程中会伤害头发,烫发棒的温度会让头发死掉,而染发剂含有对头发有害的化学物质。所以应尽量减少对头发进行人为伤害。

按摩疗法

◆用双手十指自前发髻向后发髻,做梳理头发的动作20次;然后手的五指捏拢,在头部沿督脉头顶中线由前向后做敲啄动作,力量不宜过大,皮下有微痛感觉即可,然后在膀胱经即头顶两侧,分别由前向后做依次敲啄法,最后在胆经即头顶的外侧,由前向后做同样的敲啄法。每条线操作五遍,可单手操作,也可两侧同时操作。

◆用中指按揉头顶中央的百会穴20次,再用双拇指按揉耳后高骨下方的风池穴20次,最后一手拇指按揉对侧的合谷穴20次,再用同法按揉对侧。

百会穴位于头顶正中线上,两耳尖连线的中点处;风池穴位于颈部,在两条大筋外缘的陷窝中,即发际的凹陷处,与耳垂齐平;合谷穴位于拇指和食指张开时,掌骨延长角的交点。

◆用手指轻按手腕正中的阳池穴,可恢复植物神经的作用,促进头脂、汗腺正常分泌。

阳池穴位于手腕背侧皱纹的正中央稍微靠近小指处,于第三、四掌骨间直上,与腕横纹交点处的凹陷中。

饮食疗法

◆枸杞黑芝麻粥：将黑芝麻 30 克、粳米 100 克、枸杞子 10 克等所有原料放入锅中，加适量清水煮粥。

◆蒲公英黑豆糖：将蒲公英 150 克和黑豆 500 克加水煮熟，弃蒲公英渣，再加入 200 克冰糖收干，每日吃 100 克。

◆黑豆核桃桑葚粥：将红枣 5 枚，核桃仁、桑葚子各 10 克，黑豆 30 克，粳米 50 克放入锅中，加适量清水煮成粥食，每日 1 剂。

健康小贴士

易脱发的人可多吃些黑豆、蛋类、带鱼、虾、熟花生、菠菜、鲤鱼、香蕉、胡萝卜等。另外，维生素 E 可促进细胞分裂，使毛发生长，所以要多吃莴苣、卷心菜和黑芝麻等食物。

PART.1 精英成了温水里的青蛙

Chapter **8**

胆结石——体内的小"炸弹"

> 越来越多的富贵病开始在职场白领中间蔓延，胆结石就是流行病之一，只因上班族们太不注意自己的生活方式和习惯。如果物质财富的积累是要靠出卖健康为代价，那就要掂量一下是否值得。没有一个好身体，还谈何享受？

上班族们以车代步，爬个三层楼也要乘电梯，宁可把早餐省了也要在床上多赖 10 分钟，到了办公室一坐就是 8 小时，极度缺乏运动加上高脂肪、高热量的摄入，终于胆结石在他们的身体内"修成正果"。

一个朋友给我讲他被胆结石折磨的一次经历。某个晚上他正在家看电视，突然感到腹部一阵剧烈的绞痛，而且开始发烧，家人马上送到医院，以为是阑尾炎，但医生诊断为胆结石急性发作，之后进行了手术，从他体内取出了结石。这都要归咎于他不良的生活习惯。常常早上不吃饭，中午是简单的快餐，到了晚上去陪客户或与朋友大吃大喝，平时也很少锻炼，才三十几岁，就有了像中年人的大肚子。

像我这个朋友的情况在职场上一定不少见，这也就难怪胆结石在上班族中越来越流行。胆结石是胆管或胆囊内形成的凝结物，是临床常见的一种消化系统疾病。

上班族经常早上空腹对胆囊的危害极大，因为不吃早餐就不能促进已经在胆囊内淤积了一夜的胆汁及时排出,长期淤积浓缩的胆汁很容易就形成结石。千万不要小看胆结石,很多人以为,这和阑尾炎一样,一个很小的手术就可以解决了,用不着大惊小怪的。这种想法是非常不可取的,胆结石若忽视大意,很可能引发一些严重的并发症,对健康的危害极大。比如:

引起胆囊发炎 胆囊炎和胆结石可谓一对难兄难弟,患了胆结石的病人胆囊经常会发炎,轻者有右上腹饱胀、隐痛和不适,重者会引起胆囊炎急性发作,常于进食油腻食物后发生,出现右上腹剧烈疼痛、恶心呕吐、高烧、黄疸,严重时还会导致胆囊积脓、穿孔和发生化脓性胆管炎,甚至生命受到威胁。

损害肝脏 胆结石病人如果长期内科保守治疗,会对肝脏产生严重损害,引起肝大黄疸,转氨酶增高,甚至发生肝硬化。

导致肝脓肿和胆囊癌 胆结石病人会导致胆源性肝脓肿。胆结石还有可能引起癌变并发胆囊癌。而结石的长期刺激还容易并发急性胰腺炎和使胆囊良性息肉癌变等。

因此,上班族不要轻视胆结石,一旦有如下症状要及时检查确诊,以免耽误治疗。

胃肠道症状 胆囊结石急性发作时,常常在腹痛后有恶心、呕吐等胃肠道反应,呕吐后腹痛也并无明显缓解。而且急性发作后常有厌油腻食物、腹胀和消化不良等症状。

发热与寒战 如果是坏疽性胆囊炎及化脓性胆囊炎会有寒战与高烧的症状。发热程度与胆囊炎症严重程度有关。

黄疸 部分胆囊结石患者可以出现黄疸,多在剧烈腹痛之后,但黄疸较轻。

腹痛 腹痛是胆囊结石的主要症状表现。胆囊结石发作时多有典型的胆绞痛，其特点为上腹或右上腹阵发性痉挛性疼痛，伴有渐进性加重，常向右肩背放射。几乎90%以上胆绞痛是突然发作，常发生在饱餐、过度劳累或剧烈运动后。如果平卧结石就容易坠入胆囊管，因此一些病人会在夜间突然发病。除剧烈疼痛外，一些病人还会有坐卧不安、辗转反侧、心烦意乱、大汗淋漓、面色苍白等表现。发作时间也不一定，可持续10分钟或至数小时，如此发作往往需经数日才能缓解。疼痛缓解或消失表明结石退入胆囊，此时其他症状也随之消失。

以上是胆囊结石的典型症状，但是胆石病患者不一定都会有症状表现，这就要定期地去体检以降低胆结石发作的几率。一般下面四类人群是胆结石高发人群，尤其注意做定期检查。

不吃早餐者　胆囊排泄胆汁是有规律的，常常不吃早餐，不利于胆囊收缩排出淤积的胆汁，使胆盐增加，也会引起胆囊炎并形成结石。

肥胖者　肥胖者的胆固醇高，而很多人属于胆固醇结石，说明高脂肪、高胆固醇饮食是导致胆石症发生的基础。

女性　在胆石症患者中，女性明显高于男性，甚至高出2倍以上，胆石症有"重女轻男"的特点。

中老年人　一般来说，女性45岁和男性55岁以后患胆石症的机会明显增高。

胆结石是这样"炼"成的

对于上班族来说，胆结石不是一天两天就"炼"成的，多是由于一些不良的生活习惯导致，下面的几项就是"炼"成胆结石的主要原因。

缺乏运动　很多上班族极度缺乏运动，且体力劳动少，天长日久其胆囊肌的收缩力必然下降，胆汁排空延迟，容易造成胆汁淤积，胆固醇结晶析出，为形成胆结石创造了条件。尤其是女性，由于身体中雌激素水平高,更会引起胆汁淤滞,促发结石形成。

体质肥胖 高脂肪、高糖类、高胆固醇的饮食习惯,让上班族们身体发福,而肥胖是患胆结石的重要基础。体重超过正常标准15%以上的人,胆结石发病率比正常人高5倍。

不吃早餐 上班族由于赶时间,常常省去早餐。而长期不吃早餐会使胆汁浓度增加,有利于细菌繁殖,容易促进胆结石的形成。如果坚持吃早餐,可促进部分胆汁流出,降低一夜所储存胆汁的黏稠度,降低患胆结石的危险。

餐后零食 很多人吃完晚饭后,喜欢舒服地蜷坐在沙发上,边吃零食边看电视。其实这种餐后坐着吃零食的习惯是很有可能引发胆结石的。因为当人呈一种蜷曲体位时,会使腹腔内压增大,限制了胃肠道的蠕动,对于食物的消化吸收和胆汁排泄非常不利,日积月累就可能引发胆结石的形成。

喝水过少 很多上班族由于工作紧张,一忙起来常常一天也喝不上一次水,尤其在炎热的夏季,人体水分蒸发得快,不及时补充水分,排尿量就会大大减少,从而使一些碎小的尿液结晶沉积在体内,引起结石。

防"石"有计

预防胆结石就要养成良好的生活习惯,注意劳逸结合,经常参加体育锻炼,避免发胖,除此之外,饮食调控是防止胆结石、胆囊癌发生的最理想的方法。

一日三餐规律进食是预防胆结石的关键,因为在该进食而没有摄入食物时,胆囊中会充满了胆汁,胆囊黏膜吸收水分使胆汁变浓,胆汁的黏稠度亦增加,从而容易导致胆结石的形成。同时也要避免暴饮暴食,因为暴饮暴食会促使胆汁大量分泌,胆囊强烈的收缩会引起胆囊发炎、局部绞痛等。

饮食结构要合理,避免大量高蛋白、高脂肪、高热量的食物摄入,如动物内脏、蛋黄、鱼子、巧克力、肥肉以及油炸类食品等。可多选择鱼类、瘦肉、奶类、豆制品等含优质蛋白质且胆固醇含量相对不太高的食物。还要多吃含纤维素丰富的食物,以改善胆固醇的排泄,防止结石的形成。

减少动物性脂肪及动物油脂的摄入,适量增加花生油、豆油、玉米油、葵花子油等植物油摄入比例。

尽量少用辛辣刺激的调味品,如辣椒、胡椒、咖喱等,还要忌烟、酒、咖啡、浓茶等,因为它们都带有刺激性,会使胃酸过多,胆囊剧烈收缩而导致胆道口括约肌痉挛、胆汁排出困难,从而易形成胆结石。

按摩疗法

一些按摩的方法可以帮助"化解"胆结石,不妨一试。

◆仰卧或坐位,右手紧贴在右上腹,在前臂和腕关节的带动下,环形连续并有节奏地呈顺时针方向按摩,用力要均匀,每分钟80~100次,按摩15分钟左右即可。

◆用拇指按顺时针方向按揉曲池穴、内关穴,每日按1~2次,每次按揉2分钟。

曲池穴位于肘关节弯曲成直角,肘关节外侧横纹头,即靠近拇指侧的皱纹处;内关穴位于手腕根部向上三指宽,两根筋之间的凹陷处,如果寻找正确,指压时会有疼痛感。

◆以食指为中心,四指为辅,或以手掌为点,顺时针按揉中脘穴、天枢穴。

　　中脘穴位于身体前正中线上，脐上 4 寸；天枢穴位于肚脐左右各三横指处。

饮食疗法

　　◆白茅根炖肉：鲜白茅根 50 克、猪瘦肉 300 克洗净，肉切片，白茅根切成小段，一同放入沙锅中，加葱、姜、清水适量，先用大火烧沸，再用小火煨至肉熟烂，除去葱、姜、白茅根，加入盐，吃肉喝汤。

　　◆金钱草粥：将新鲜金钱草 60 克洗净，水煎取汁，粳米 50 克淘洗干净，倒入药汁，加水适量，煨煮成粥，放入冰糖 15 克搅拌溶化即可服食。

　　◆胆石通糖浆：将郁金、广木香、黄芩各 15 克、茵陈 25 克、川楝子 9 克、虎杖 30 克、玉米须 20 克等药物共入沙锅中，加入适量清水煎，滤取药液，调入白糖溶化即成，时时服饮。

健康小贴士

　　胆结石患者平时可多吃一些促进胆汁分泌及利胆食物，如山楂、乌梅；另外可以选择一些低胆固醇食品，如香菇、木耳、芹菜、豆芽、海带、藕、鱼肉、兔肉、鸡肉、鲜豆类等。

PART.1　精英成了"温水里的青蛙"

Chapter 9

头痛——着实让人头痛

越来越多的上班族感到工作一天下来头昏脑涨,有时头痛难忍。然而面对竞争的激烈,他们都选择了"忍痛负重",工作是片刻都不敢耽误的。可是频频来袭的头痛,真的忍一时就能风平浪静了吗?

都市白领就像弹簧一样,似乎没有极限地被工作压榨着。面对堆积如山的文件、各种业绩的考核,以及工作时对电脑等电子设备的依赖,"头痛"正在无数办公室中肆虐。本来忍痛是为了不耽误工作,然而当一阵又一阵的头痛袭来时,工作效率还是受到了很大影响。

我的一个朋友是一家公司市场部的主管,由于工作原因他要经常飞来飞去到各地出差。常常飞机落地后顾不上休息就直接到办公室开会,一开就是两三个小时,开完会紧接着又要见当地客户,这一天下来,头痛不知发生了多少次,但是时间不允许他休息,只好甩甩头继续坚持工作。终于有一天头痛难忍,只好在家休假治疗。

职场白领头痛症可能是多种头痛综合征的表现,并非是有什么器质性的病变。主要有以下几种类型的头痛:

紧张性头痛 职场上班族头痛大约有一半属于紧张性头痛。究其原因主要是由于工作压力大,高度紧张、焦虑、失眠而引起头颈部肌肉收缩。症状表现为持续性全头痛,轻时中度胀痛,随着压力增大,紧张程度加深,症状会加重并伴有记忆力下降、工作效率下降等表现。预防紧张性头痛,在工作中要学会拿得起、放得下,心胸开阔,不钻牛角尖,注意给自己减压。同时避免受凉,不要洗完头发,还没有干就出去吹风。

偏头痛加剧性头痛 主要是由于精神紧张、各种压力引起的原有偏头痛加剧而发作。主要症状为单侧的太阳穴部位有波动性跳痛,疼痛有时可持续 1~2 小时,并伴有眼睛发花、恶心呕吐等症状。预防偏头痛加剧性头痛,要注意饮食习惯,少喝酒、少吃巧克力等食物。

颈性头痛 主要是由于工作压力大,长期伏案工作,在电脑前时间过长,中间不注意休息,而导致颈椎曲度改变而引起。主要表现为后枕部持续性胀痛、跳痛,有些人还伴有眼部痛、发晕。其症状随伏案时间变长而加深。预防颈部头痛,必须注意颈部保健。伏案工作 1 小时就起身活动一下。睡觉时枕头高低要合适,枕头大约一拳高比较合适。平时感到颈部疲劳时可热敷、按摩一下。

枕大神经痛 主要是由于受凉,在有空调的房间停留的时间过长造成的。一般表现为阵发性疼痛,或一侧后枕部有跳痛、酸痛的感觉。要预防枕大神经痛,要多做一些户外活动,不要长时间待在空调房中。

高血压性血管性头痛 多见于高血压病人,有很多年轻的高血压病人是由于长期头痛而到医院检查才发现患上高血压的。这类病人多是由于经常饮酒和不良的饮食习惯等引起的高血压,从而使头部血管壁硬化,而引发头痛。预防高血压性血管性头痛,平时应注意少喝酒,合理饮食,注意生活规律性。定期检查一下血压非常重要。

头痛总是挥之不去,着实是件让人头痛的事情,所以积极预防,远离头痛才是最好的办法。

赶走头痛，不再沉默

"头痛"袭来时，不会因为你一时的"忍气吞声"它就大发善心而不再来骚扰。别再放纵头痛了，你可以不选择"沉默"，试试下面赶走头痛的一些小妙招，每工作 1 小时，就要向远处望 5 分钟。因为工作时眼睛专注于某物太久，眼睛内部和周围的肌肉会发生痉挛，而有可能引发头痛。因此工作时，每隔一段时间就要休息 5 分钟，最好向远处眺望，能有效预防头痛的发生。

改正一切的不良姿势。如果在工作时坐姿不正确，完全可能导致头痛或使头痛变得更厉害。在电脑前工作时，尽量抬起头让头部和身体基本成一直线，身体各部分的肌肉就不容易疲劳。还有一些不经意的习惯性动作持续一段时间后，也会引发头痛，如勾着头伏在键盘上打字，或把电话听筒夹在肩膀和头之间打电话等。改掉不良的姿势，也是预防头痛袭击的措施。另外，深呼吸是缓解紧张带来头痛的好方法。可以经常做一做腹部深呼吸，呼吸时，要保持腹部的起伏比胸腔更明显。

养成准时用餐的习惯。因为不吃饭或延迟用餐皆可能引起头痛。错过一餐，会引起肌肉紧绷，因为当血糖因缺乏食物降低时，脑部的血管会收缩，而当你再度进食时，会使这些血管扩张进而引发头痛。少量多餐的习惯会缓解这种情况。

容易头疼的人，生活中要远离噪声，过多噪声有可能引发紧张性头痛。口香糖也要少吃，因为咀嚼口香糖时的反复动作会使肌肉紧绷，从而引发紧张性头痛。

按摩疗法

人的双耳其实是人体的全息缩影，即人体的每一个器官和部位在耳朵上都有相应的代表穴位。经常按摩耳朵，可以起到疏通

经络,气血流畅,调理脏腑功能的作用,对预防和缓解头痛有很好的效果。具体方法是:

◆按摩耳轮:双手握空拳,用拇指和食指沿耳轮上下来回按摩,直至耳轮充血发热。

◆下拉耳垂:用双手拇指和食指捏住耳垂向下拉,手法由轻到重,每次15~20下。

◆推摩耳根:食指放在耳前,拇指放在耳后沿耳根由下向上推摩,每次40~50下。推后感觉耳部发热,面部、头部也会有发热的感觉。

◆上拉耳郭:用右手绕过头部拉住左耳郭上沿向上拉20次,再用左手以同样的方法拉右耳郭20次。

饮食疗法

◆三汁饮:将生藕汁100~250克、西瓜汁200~250克、雪梨汁50~150克,三汁混合,慢慢饮服。

◆白菜姜糖茶:将白菜根100克、生姜3片、红糖60克加适量水煎汤,饮服。

◆草鱼青香汤:将草鱼1条处理干净,放入锅中加适量水;青葱、香菜各100克洗净切段,放入锅中,同煮食之。

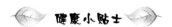
健康小贴士

在按摩疗法中,按摩耳朵时动作要轻柔,以不感觉疼痛、耳郭发红发热为限,每次3~5分钟。清晨起床和晚上睡前各做一次,长期坚持,可收到不错的效果。

Chapter 10

口腔溃疡——别让小病酿大祸

　　口腔溃疡可以说人人都得过，算不上什么大病，然而缠绵难愈却让人很烦恼。别说面对美食无法享受，有时连喝口水都要忍着疼痛。很多上班族们常常是一段时间内反复发作口腔溃疡，这与他们精神紧张、压力过大以及过度疲劳是不无关系的。

　　有些上班族们由于常常熬夜加班，过度疲劳使自身免疫力下降，再加上饮食不规律，抽包烟、喝点酒也难免，从而让口腔溃疡轻易地找上门来。虽说口腔溃疡不是什么大不了的事，但如果总是经久不愈，反复刺激，癌变的几率也不是没有。

　　一个30多岁的上班族有口腔溃疡病史已经3年多，平时只要吃点上火的东西，口腔里就会有多处溃烂，吃什么都是一种痛苦。她听说吃维生素 B₂ 可以治口腔溃疡，所以每次发作了就会吃维生素片，但是没过多久就又复发了，真是让她痛苦不堪。

　　口腔溃疡又称为"口疮"，是发生在口腔黏膜上的表浅性溃疡，大小可从米粒至黄豆大小，呈圆形或卵圆形，溃疡面为口腔溃疡凹、周围充血，可因刺激性食物引发疼痛。口腔溃疡反复发作的确会给我们的生活带来困扰，但这其实是你的身体在向你发出警号：你身体的免疫系统出状况了。

那么究竟是什么原因造成的呢？大致包括以下几个方面：

首先，长时间的精神紧张可能导致口腔溃疡。因为精神紧张可导致植物神经功能失调，这已成为现代都市白领们最常见的症状，而植物神经功能失调是可以引发口腔溃疡的发作的。

其次，维生素的缺乏也可引起口腔溃疡。通常体内缺乏维生素 A 和 B 族维生素时会引起口腔溃疡。因此要均衡膳食，口腔溃疡时多补充富含维生素 A 和 B 族维生素的水果蔬菜。

病毒也有可能引起口腔溃疡。导致溃疡的病毒进入体内后，会潜伏在血液中的淋巴球上，并在细胞核中繁殖。一旦人体免疫力降低时，病毒就可能发作，从而引起口腔溃疡。

一般患口腔溃疡，女性要多于男性，尤其女性在月经前期或更年期时，更容易患口腔溃疡。这与女性体内的雌激素分泌有很大关系，体内雌激素过少就容易引发口腔溃疡。

另外，如果不小心咬破口腔，而同时你又是个资深烟民，这时口腔溃疡就有机可乘了。因为烟碱中含有多种有害物质会附着在破损的口腔黏膜处，会破坏黏膜的自我修复，而引起溃疡。

中医认为口疮虽生于口，但与内脏是有密切关系的。所谓脾开窍于口，心开窍于舌，肾脉连咽系舌本，两颊与齿龈属胃与大肠，任脉、督脉均上络口腔唇舌，这正说明了口疮的发生与我们五脏关系的密切。具体类型有如下几种：

脾胃积热型 表现为口舌多处糜烂生疮，疮面红肿，灼热疼痛，严重的会有口臭、牙龈肿痛，并伴有口渴多饮，尿黄便秘，舌红苔黄，脉滑数。治疗时宜清热泻火，荡涤胃热。

脾胃虚弱型 表现为口舌生疮反复发作，疮面色淡凹陷，并伴有四肢发凉，神疲气短，食欲不振，大便稀溏，舌淡苔白，脉细弱。治疗时宜健脾化湿,补中益气。

脾肾阳虚型 溃疡面色发白,周围不红,数量少,缠绵不愈,并伴有四肢发凉、口干、腰背酸痛、尿频清长、大便稀溏,舌淡苔白腻,脉沉弱。治疗时宜温补脾肾,引火归源。

血虚阴亏型 多见于女性,一般口舌溃烂多发生于月经前后,伴月经先期量多、五心烦热、口干,舌淡苔薄白,脉细数无力。治疗时宜潜降虚火,养血益阴。

心肾阴虚型 溃疡面颜色鲜红,数量多,形状不一,大小不等,疼痛昼轻夜重,并伴有心悸心烦、咽干口燥、失眠多梦、眩晕耳鸣、健忘、腰膝酸痛、小便短黄,舌红苔薄,脉细数。治疗时宜养心安神,滋阴清火。

别让口腔溃疡影响美食享受

要想完全避免口腔溃疡的发生可能性不大,但如果尽量避免诱发因素,仍可降低发生率。比如在平时生活中做到以下几个方面:

平常应注意保持口腔清洁,常用淡盐水漱口,避免损伤口腔黏膜,一定要戒除烟酒;生活起居上保持规律,尽量避免熬夜,睡眠要充足;坚持体育锻炼,饮食清淡,多吃蔬菜水果,少食辛辣、厚味的刺激性食品;女性经期前后更要注意休息,保持心情愉快,避免过度疲劳,多饮水等,以减少口疮发生的机会;注意生活规律性和营养均衡性,养成一定排便习惯,防止便秘。另外,保持心情舒畅,心态平和,避免着急上火也能大大降低口腔溃疡的发生率。

一旦患了口腔溃疡绝不可掉以轻心,以免使情况恶化。在饮食上需要注意这些方面:尽量少吃刺激性调味品,如辣椒、醋、姜等,同时少吃油煎食物和其他太过粗糙坚硬的食物,因为这些食物会刺激溃疡面进一步扩大;不要吃过烫的食物,开水或滚烫的汤并不能杀灭细菌,反而会对溃疡处造成刺激；可多吃一些富含维生素 C 的食物，如莲子、藕、橙子等,对治疗口腔溃疡都有很不错的效果;每次进食后,可用放了少许食盐的温开水漱口,防止因食物残渣加重继发感染。

小偏方赶走口腔溃疡

◆将大蒜表皮撕掉,取包裹蒜瓣的透明薄膜,敷在口腔溃疡处。

◆清洁口腔后,用消毒棉签将蜂蜜涂于溃疡面上,暂不饮食。15 分钟左右后,可喝水咽下蜂蜜,再继续涂拭,一天可重复涂拭数遍,以加快愈合。

◆用云南白药外敷口腔溃疡创面,一日 2 次,一般 2~3 天即可痊愈。

◆取生萝卜 2 只,鲜藕一段洗净捣烂榨汁去渣,用汁含漱,每日 3 次,连用 4 天可见效。

◆将维生素 C 研成粉末状,若系小溃疡,仅需取少许敷于患处即可;若溃疡面较大,则要先轻轻刮除溃疡面渗出物,然后再敷药粉。每日用药 2~3 次。

◆用针刺破维生素 E 胶丸,将药液挤出涂于口腔溃疡处,保留 1 分钟,每日用药 4 次,于饭后及睡觉前用,一般 3 天可愈。

◆将维生素 B_2 研为细粉状,用适量香油调匀,做成稀糊状,涂于溃疡表面,每日 4~6 次。一般连用 2~3 天,口腔溃疡可获愈。

饮食疗法

◆生地青梅饮:将生地 15 克、石斛 10 克、甘草 2 克、青梅 30 克加水适量,同煮 20 分钟,去渣取汁。每日 1 剂,分 2~3 次饮服,可连用数日。

◆莲心栀子甘草茶：用莲子心3克，栀子9克，甘草6克，加入开水浸泡。每天1剂，代茶频饮，可连用3剂。

◆双耳山楂汤：将白木耳、黑木耳、山楂各10克加适量水，煎煮20分钟，喝汤吃木耳。每日1~2次，连用数日。

健康小贴士

口腔溃疡可多食含锌食物，以促进创面愈合，比如牡蛎、动物肝脏、瘦肉、蛋类、花生、核桃等。多吃富含维生素B_1、维生素B_2、维生素C的食物，也有利于口腔溃疡，如番茄、茄子、胡萝卜、白萝卜、白菜、菠菜等新鲜蔬菜和水果。

Chapter 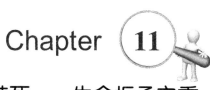 11

过劳死——生命拒承之重

> 没日没夜地加班,过度透支健康似乎已成了现在都市写字楼里的"潜规则",而由于疲劳过度导致的过劳现象也不再是令人咋舌的新闻。上班族们是不是应该停下来思考一下:没有了生命,拥有再多还有何意义?

"过劳死"一词并不是从来就有的,它源自 20 世纪七八十年代日本经济繁荣时期。顾名思义,就是过度劳累工作导致死亡。具体原因是由于工作时间长,劳动强度加重,心理压力大,存在精疲力竭的亚健康状态,进而因积重难返,突然引发身体潜在的疾病急性恶化,救治不及时而危及生命。当然,勤奋积极地工作是美德,但不应该以生命作为代价,完全可以在工作和健康之间找到平衡的。

华为员工胡新宇由于加班过度劳累,免疫力急剧下降,以至后来出现的皮疹、发烧、肺炎等症状越来越恶化,最终心力衰竭,遗憾地结束了年仅 25 岁的生命。

36 岁的清华教授焦连伟由于长期超负荷工作,承受着巨大的心理和生活压力,而发生了突发性心脏骤停,导致心肌梗塞死亡。

显然这个华为员工和清华教授属于过劳致死。"过劳死"简单来说就是超过劳动强度而致死,具体是指在非生理的劳动过程中,由于正

PART.1
精英成了"温水里的青蛙"

常工作规律和生活规律遭到破坏，体内疲劳蓄积并向过劳状态转移，导致血压升高、动脉硬化加剧，进而出现致命的状态。过劳死的现象已经开始在都市中蔓延。在30岁至50岁英年早逝的人群中，大约95.7%的人死于因过度疲劳引起的致命疾病。高强度地付出体力和精力，严重破坏了上班族们的生理规律和节奏，使体内能量、资源出现严重的透支。疲劳像蛀虫一样淤积在体内，慢慢侵蚀着身体大厦，最终使这个本该是生命力最强的壮年身体大厦轰然倒塌。

造成"过劳死"的主要原因就是由于重体力劳动、无休止地工作、加班熬夜等违反生理规律的劳动，以及由于过重的压力产生的情绪方面的过重负担等。由此出现的睡眠失常，休息、闲暇时间减少，过量饮酒、吸烟，饮食习惯变化，家庭生活不稳定等因素也会导致积劳成疾。

千万不要将疲劳进行到底

疲劳，已是现代都市生活最普遍的现象，而且人们也都不以为然。多数职场人士认为累些才是正常的，是应该的，毫无疲劳感，那是还不够努力。殊不知长期的疲劳给我们的身体带来的危害是巨大的。

疲劳是万病之源。把疲劳说成万病之源一点也不为过。疲劳过度会导致细胞死亡或坏损，而细胞又是人体各个器官的基本单位，所以疲劳很容易导致器官机能、功能衰退或直接对器官损坏造成器质性疾病，如骨质增生、腰膝疼痛。而器官损坏也会产生变异性疾病，如发炎、肿痛。同时，人体疲劳产生的废物如自由基、有毒分泌物会引发非器质性疾病，如癌症、肿瘤、冠心病、囊肿、皮肤病等。

疲劳让衰老提前。衰老的根源在于细胞死亡、自由基增多，从而造成体内环境恶化、器官功能衰退。而过度疲劳就会造成细胞死亡、自由基增多。大量的自由基积聚，引发机体各种生理功能的障碍，促使多种疾病发生甚至恶化,导致机体衰老。

或许很多人是出于竞争的无奈,只好选择将疲劳进行下去,但在继续忍耐的过程中,要注意身体发出的预警信号,以做及时调整。

1.工作学习时注意力无法集中,或者能够集中精力的时间越来越短。

2.严重脱发。早晨起床,发现枕头上有很多头发丝,而且每次洗澡、梳头,都有头发脱落,工作压力过大、精神紧张时尤其明显。

3.刚刚三十多岁就已大腹便便。要知道肥胖往往与高血脂、高血压、脂肪肝、心脑血管疾病等"相依相伴"。

4.小便频繁。才三四十岁,小便的次数就经常多于常人,表明你的泌尿系统的功能已开始衰退。

5.性欲减退。正值壮年时期就出现性欲减退、阳痿不举或闭经绝经、腰膝酸软、神疲气怯、畏寒肢冷等症状,这是身体机能衰退的早期信号。

6.睡眠质量下降,易醒,睡得不安稳,早晨醒后精神也不好,仍感到疲倦。

7.记忆力减退。很容易忘记熟人的名字,忘记要办的事情。

8.时常头疼、耳鸣、目眩、烦躁、郁闷,去医院检查也并非是由某种疾病引起。

9.心算能力大不如前,越来越差。

10.难以控制自己的情绪,经常陷入后悔、易怒、烦躁、悲观、抑郁之中。

日本"过劳死预防协会"指出,上面的十项身体特征中,如果有少于两项的特征者,处在"黄灯"警示期;累积 3 至 5 项者,为首次"红灯"预警期,表明已具备过劳死的征兆;累积 6 项以上者,为严重"红灯"危险期,就可视为过劳死的"预备军"或高危人员了。

小测试

下面的几种人群也具备了发生过劳死的隐患,如果你属于这些人群中的一员,那就马上脱离他们吧。

1.只知消耗不知保养的人。

2.有事业心,特别是工作狂型的。

3.有过早死亡家族遗传又自以为身体健康的人。

4.工作时间超长的人。

5.夜班多、作息时间不规律的人。

6.长时间睡眠不足的人。

7.自我期望高,并且容易紧张的人。

8.几乎没有休闲活动与嗜好的人。

珍爱生命,远离过劳

人过度劳累后,就如同一盏燃油即将耗尽却又没有保护罩的油灯,稍有个风吹草动,就有可能骤然熄灭。本该正当是熊熊燃烧的生命之火,却因为长期疲劳而变得奄奄一息。以生命的名义,不要再让自己的身体过多劳累了。那么远离过劳就要从如下几个方面进行调整。

首先,每周至少要保证体育锻炼的时间,因为最易使人疲惫的莫过于长期不活动。运动能增加心肌收缩能力,增强机体免疫力,提高机体抗病的能力,还可以加快人体的新陈代谢,帮助体内垃圾的清除,推迟神经细胞的衰老,从而起到防癌抗癌作用。

工作一段时间后就要适当休息。因为长期通宵达旦地工作,会使体内产生许多毒素,而且有些毒素会随着血液流向全身。当你感到疲劳时,这其实是身体在向你发出一种信号,它提醒你,你的机体已经超过正常负荷,需要进行调整和休息了。过度疲劳不仅可以导致发病或使本来的病因加重,造成不良后果。所以避免过度疲劳完全可以预防和减少一些不健康因素。

无论是工作中还是生活中都要保持心情舒畅。现代心理学研究发现,当一个人感到烦恼、苦闷、焦虑的时候,他身体的血压和氧化作用就会降低,而人的心情愉快时,整个新陈代谢就会改善。可见烦闷、焦虑、忧伤也是产生疲劳的内在因素。因此,要防止疲劳,保持充沛的精力,经常保持愉快的心情是很有必要的。

预防疲劳,要建立起科学合理的饮食结构。少吃油腻及不易消化的食品,多食新鲜蔬菜和水果,如绿豆芽、菠菜、油菜、橘子、苹果等,及时补充维生素、无机盐及微量元素。

另外,定期体检也很有必要,不论体力劳动者还是脑力劳动者,每年都要做一次体检。而且要保持体检的连续性,不要中断,以便早期发现高血压、高血脂、糖尿病,特别是隐性冠心病,防患于未然。对于一些慢性病如高血压、高血脂及糖尿病更要积极治疗。避免长时期紧张的脑力劳动和情绪激动,培养稳定的精神状态。

最后,培养广泛的爱好和兴趣也是缓解疲劳的好方法。广泛的兴趣爱好可让人保持积极向上的生活态度。学会调节生活,多与人沟通交流,开阔视野,增加精神活力,让紧张的神经得到松弛是防止疲劳症的精神良药。

化解疲劳的食物

维生素类 包括 B 族维生素和维生素 C。B 族维生素是很好的减压剂,能够调节内分泌,松弛神经,稳定情绪。含 B 族维生素丰富的食物有粗加工的谷类食物、全麦面包、牛奶、深色蔬菜、葵花子、瘦肉、鸡蛋等；另外还要补充维生素 C，人在承受巨大的心理压力时，体内会消耗大量的维生素 C，其数量是平时消耗的 8 倍，所以平时要多吃新鲜的蔬菜和水果，以补充足够的维生素 C。

常量元素和微量元素类 包括钙、镁、锌等元素。常量元素中的钙元素可谓天然的神经系统稳定剂，人在承受某种压力时，通过尿液排出体外的钙会增加，所以，心情不好时，可以选择多摄入一些含钙丰富的食物，如牛奶、虾皮、蛋黄、豆类或豆制品等；还有镁元素，镁是一种重要的神经传导物质，能够维持神经的兴奋性，绿叶蔬菜、坚果、糙米、肉类、豆类、牛奶、淀粉类等食物中都含有丰富的镁；此外还有微量元素锌，锌具有重要的催化和调节功能，我们体内有近百种酶都要依赖锌的催化，它还是维持血糖平衡的重要因素，当血糖过低时，人的情绪即会受到影响，含锌多的食物有牡蛎、虾皮、紫菜、动物内脏、芝麻、黄豆、鸡蛋、粗粮、坚果。

必需脂肪酸类 包括亚油酸和亚麻酸。对于工作压力大的上班族们多摄入富含亚油酸和亚麻酸的食物可以有效缓解压力和疲劳。亚油酸是不饱和脂肪酸，是人体必需脂肪酸，可强身健体、防止衰老。玉米油、花生油、大豆油、芝麻油、葵花子油中含有丰富的亚油酸。亚麻酸也是人体必需脂肪酸，可以清除血液垃圾，增强机体免疫力，预防疾病，防治冠心病，抑制肿瘤，改善睡眠，延缓衰老等。菜子油、大豆油、葵花子油中富含亚麻酸。

碱性食物类 健康者的体质为碱性体质，体液 PH 值应为 7.35～7.45 之间，如果低于这个值，就为酸性体质，会表现出易疲劳、易怒、嗜睡、皮肤晦暗等症。如果生活工作压力大，而摄入的碱性食物又少，就会加重疲劳。常见的碱性食物有萝卜、花椰菜、番茄、海带、洋葱、橘子、草莓、葡萄、苹果、香蕉等。

理气解郁的食物 许多食物都有顺气、解郁、舒肝等调节情绪的功能。如萝卜可以宽中下气、排毒稳压;莲藕能够养心安神、健脾通气、补益气血,增强人体免疫力;山楂可以缓解胸部胀闷、行气散淤;喝茶时不妨在茶水中添几朵玫瑰花,可理气解郁、平稳情绪,令人神清气爽。

健康小贴士

当身体已经感到疲劳,同时心里也极度烦躁不安时,这就是健康面临危机发出的信号,要及时进行调节,适当放松休息,切忌咬牙继续坚持工作。

PART.1 精英成了"温水里的青蛙"

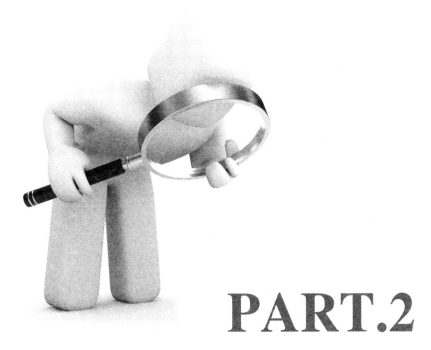

PART.2
陪在身边的"高科技杀手"

　　高科技改变了都市人的生活方式,上班一族们每天更是被各种高科技设备所环绕,看似给工作和生活带来了诸多便利,但与此同时也带来了很多威胁他们健康的隐患。颈椎病、鼠标手、干眼症……这些都是由高科技所赐。

　　上班族们,小心了,你们的健康正在被"高科技杀手"所觊觎!

Chapter 1

颈椎病——白领最大的"心病"

谁说颈椎病是老年人的专利？看看现在那些风华正茂的年轻白领们，有多少颈椎健康的？他们的颈椎由于长期劳损，使颈椎提前老化了几十年。颈椎病还会引发很多身体不适，如头晕、头痛、胸闷、心慌、视力减退、恶心、耳鸣，严重的甚至会四肢瘫痪。

都说办公室一族距离颈椎病只有 1 厘米，这是对目前职场人士的健康现状再恰当不过的比喻了。由于长期面对电脑从事伏案工作，同时又缺乏对颈椎的日常保护和锻炼，颈椎病就无声无息地爬上了办公室族们的肩上。是打响"保卫颈椎战"的时刻了。

前些天，我在小区门口碰到一个邻居从外面回来，她手里提着在医院拍的片子，见到我就迎上来，先是寒暄了几句，然后一脸愁云地问我："刘医生，我这都不知道该去检查什么了，我这头晕半年多了，最近才有点时间，就赶紧去医院检查，这是刚从医院拍的脑 CT 的片子，医生说一切正常，您看我这应该去哪个科检查一下啊？"我问她具体都是什么症状，她说主要是头晕，有时会头疼，还会胸闷、心慌，感觉全身无力，她说之前也查过心脏，做心电图没有问题。我知道她是一个杂志社的编辑，就问她："你上班要长时间地坐在电脑面前吧？"她说："是啊，有时在电脑前忙起来一坐就是一天。"我告诉她,她应该是颈椎出了问题。第二天,她就去医院检查颈椎,诊断结果是颈性眩晕。

颈椎病又称颈椎综合征,主要由于颈椎长期劳损、骨质增生,或椎间盘脱出、韧带增厚,致使颈椎脊髓、神经根或椎动脉受压,出现一系列功能障碍的临床综合征。颈椎病几乎成了坐办公室人群的通病。所谓"流水不腐,户枢不蠹",办公室一族总是长时间坐着,保持一种姿势不变,就很容易因肌肉僵持、疲劳而引发出各种颈椎问题。但人们却常常忽略它的存在,往往是到了症状严重、影响生活时才开始注意。

要知道,颈椎病对我们身体健康的危害其实是很大的。在患病初期,可能只是颈肩部的肌肉酸痛,或上肢肢体偶尔麻木无力,但若不给予重视,及时采取治疗措施,就会导致病情越来越严重,使小问题变成大问题,一些病人就会有头痛、头晕、视力减退、耳鸣、恶心,严重者甚至会出现大小便失控、性功能障碍、四肢瘫痪等症状。这自然就增加了治疗难度和时间。我很理解现在上班族们的压力大,他们每天睁开眼就像是不停转动的机器一样忙碌着。但是机器也有出问题的时候,如果不及时维修,机器就会罢工,只有平时定期地保养机器,它才能更持久更高效地运转,我们的身体也是如此。

后来,我和那个邻居聊天,得知她其实早在一年多前就常常会脖子僵硬、肩背部酸痛,这其实就是颈椎在向她发出"求救信号",但她根本没把这当回事,以为休息下就好了,结果就发展成了"颈性眩晕"。那么生活中我们如何辨别颈椎发出的"问题信号"呢?一般有下面几种情况:

1.头部、颈部、肩部、背部或手臂有时感到酸痛,颈脖感到僵硬,扭转活动受限。

2.出现下肢无力,行走不稳,两脚麻木,行走时如踏棉花的感觉。

PART.2 陪在身边的"高科技杀手"

3.颈痛和颈部发僵。上肢放射性疼痛或麻木,有时症状的出现与缓解和自己颈部的位置及姿势有明显关系;上肢感觉沉重、握力减退,有时出现持物坠落。

4.发作性眩晕,复视伴有眼震。有时伴随恶心、呕吐、耳鸣或听力下降,这些症状与颈部位置改变有关。偶尔还有肢体麻木、感觉异常。

5.头晕、头痛、睡眠差、记忆力减退、注意力不易集中。

上面的一些身体信号,对于一些较为敏感的人,都能察觉到,而可以起到提醒预防的作用。然而有些人的身体可能并不是那么敏感,或者由于某些因素而无法自觉到这些"问题信号",直到身体真正出现具体的症状时,才得知已被疾病缠身。下面的一些症状就是常见的颈椎病类型,凡是有其中之一者,则说明已患上了颈椎病,需要及时去医院诊断。

1.感到颈部疼痛,同时伴有上肢放射性疼痛或麻木,可能为神经根型颈椎病。

2.常常感到后颈部疼痛,向上牵引头颈时疼痛感可减轻,向下加压则加重疼痛,这类症状多为颈型颈椎病。

3.感到心慌、胸闷,但心电图检查正常,内科检查也没有其他,则可能为椎动脉型颈椎病。

4.闭上眼睛向左右旋转头颈时,感觉偏头痛或眩晕,多为椎动脉颈椎病。

5.颈部疼痛并伴有四肢肌力减弱,肌体疼痛,低头时引发全身麻木或有"过电"般感觉,多为脊髓型颈椎病,或伴有颈椎椎管狭窄。

6.手指有时呈放射性疼痛,可能为神经根型颈椎病。

7.手里拿着东西会突然落下,身体有种被束缚的感觉,走路可能会突然摔倒,腿部轻飘飘的感觉,可能为脊髓型颈椎病。

8.颈椎病会引起血压的变化,通常会造成血压升高,称颈性高血压。发病时表现为血压升高、心率快、头痛、面色潮红、出汗等。

9.颈椎病也可导致吞咽困难,这可能是由骨质增生引起的颈椎病,或者由于颈椎病病理性刺激交感神经时,导致食道痉挛而吞咽困难。

上面的症状如果有一条出现在了你身上,那你就要注意你的颈椎可能已经出问题了,要及时和医生沟通,采取相应的治疗。

传统中医对颈椎病辨证分型论治,可以提高疗效,缩短疗程,减轻患者的痛苦。通常中医将颈椎病分为以下几种类型:

气血两虚夹淤型 常见于椎动脉型颈椎病。主要表现为:头昏,眩晕,视物模糊或眼睛疼痛,颈部酸痛,身软乏力,有时也感到双肩疼痛。舌淡红或舌淡胖边缘有齿痕。苔薄白而润,脉沉细无力。治疗时以益气养血、活血通络、醒脑宁神为主。

寒湿阻络型 常见于颈椎病颈型和神经根型。主要表现为:头痛或后枕部疼痛,颈部感到僵硬,无法顺畅地转头,一侧或两侧肩臂及手指感到酸胀痛麻;或头疼牵涉至上背痛,肌肤冷湿,畏寒喜热,颈椎旁可触及软组织肿胀结节。舌淡红,苔薄白,脉细弦。治疗时以祛寒除湿、温经活血、通络止痛为主。

气阴两虚夹淤型 常见于椎动脉型和交感神经型颈椎病。主要表现为:经常眩晕,严重的一日数十次,即使卧床也视物旋转,伴有恶心、呕吐,身软乏力,行走不稳,或烦躁易怒,心悸气短,咽干口苦,失眠多梦等。舌红、苔薄白或微黄而干,或舌面光剥无苔,脉沉细而数,或弦数。治疗时以益气养阴、调和气血、安神醒脑为主。

拯救颈椎,捍卫"生命支柱"

对于一切疾病,预防更胜于治疗,如果我们未雨绸缪,做好预防,不给疾病发作的机会，那我们的身体机器自然也就会保持正常运转了。下面的几个小方法，就可以帮助办公室一族们预防颈椎疾病的骚扰。

保证良好的坐姿，是预防颈椎病的前提，你可以调整坐椅的高度使其符合自己的身高和视线距离。要劳逸结合，不要在颈部过于劳累的状态下还继续工作、上网等，坐着的时间不要过长，一般1个小时，就要起身活动一下或者更换姿势；如果眼睛也感到了疲劳，建议做眼保健操等眼部按摩，因为眼睛劳累也会导致颈部劳累的。在办公室里也可以经常做一些头部小动作，如颈部前屈、后伸或向左右倾斜，还可以向侧后方做"回头望月"式的旋转，或用头写"米"字和画圈。

睡觉的睡姿也很重要，要纠正不当的睡姿，选用高低合适的枕头。枕头最好为10厘米左右的硬枕，能对头部起到良好的支撑作用，充分放松颈肌。

平时要加强锻炼，提高身体素质。防止颈部受风受寒，防止颈椎的损伤，运动时要做好运动前的准备活动。

另外，积极治疗颈部的外伤、感染、结核、淋巴结炎和椎间盘炎等疾病，也是预防颈椎病的重要一环。

运动疗法

◆取立位，两手叉腰。头部向左转动，动作要缓慢，达到最大限度时停顿片刻，同样的方法向右转动，以牵拉粘连挛缩之肌肉、韧带及关节囊，左右各重复8~12次。

◆取立位，两手交叉、翻掌手心向上，尽量上举，同时头部后仰，眼睛注视两手背。

◆取立位，两肩放松下垂。颈部尽量上伸拉长颈部并持续片刻,放松后再重复 8~12 次。

◆取立位,头向右侧倾斜并向左旋转,目视上方;然后头向左侧倾斜并向右旋转,再目视上方。左右各重复 8~12 次。

◆取立位,两手交叉置头后枕部,头颈用力向后伸时,两手用力阻止其后伸,互相对抗持续片刻,放松后再用力。重复 6~10 次。

按摩疗法

如果你的颈椎已经出了问题,下面给出了几个治疗颈椎的按摩疗法,可以结合自己的情况,在家里配合治疗。

◆用大拇指先按压大椎穴,然后再轻轻按揉。

取大椎穴时把手放在颈后,低头时位于最高隆起处骨头的下方凹陷处,即为大椎穴。

◆用双手指腹部在风池穴点按 1~2 分钟。

风池穴位于颈部,在两条大筋外缘的陷窝中,即发际的凹陷处,与耳垂齐平。

◆用拇指指腹揉按小指掌指关节后的赤白肉际,这里是手部肩关节反射区。揉按手部的肩关节反射区,能改善肩关节周围的血液循环,起到行气活血止痛的作用。

饮食疗法

◆薏米赤豆汤:将薏米和赤豆各 50 克、山药 15 克、去皮的梨 200 克洗净,加适量水,用大火煮沸后改小火煮至米豆烂熟,加适量冰糖即可。

◆木瓜陈皮粥:木瓜切小块,与 10 克的陈皮、10 克丝瓜络用水煎,去渣取汁,加入切碎的 10 克川贝母和粳米 50 克熬煮至米黏稠,加适量冰糖即成。

◆葛根五加粥:葛根 50 克切碎,15 克刺五加先煎取汁与薏米仁、粳米各 50 克一同放入锅中,加适量水。大火煮沸,改文火熬成粥,可加适量冰糖。

健康小贴士

颈椎病患者的饮食应该合理搭配,不可单一偏食。以富含钙、蛋白质、维生素B、维生素C和维生素E的饮食为主。

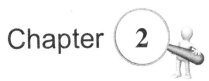

Chapter 2

肩周炎——冻结了肩关节的自由

在高科技给我们带来便利的同时也带给了我们一些疾病。曾经只发生在 50 岁左右的中年人身上的肩周炎，已经提前降临到 30 岁白领们的肩上。有人戏谑说，俗称"五十肩"的肩周炎可以改名为"三十肩"了。

看到过一则报道说，上班白领们有 7 成人都有肩部不适的感觉，而其中又有将近一半的人患有肩周炎。由于长期面对电脑，保持一个姿势工作，上班族们的肩部肌肉韧带处在紧张状态，而当肩部发起"抗议"、主人感到不适时，也总是随便活动一下了事，以为没什么大不了，结果终于患上肩周炎。

一个朋友在网上跟我诉苦，前些日子由于工作任务繁重，经常熬夜加班，一天差不多有一半的时间都面对着电脑。现在常常感觉左肩疼痛难忍，活动起来很不方便，生活中连洗脸、梳头这些基本动作都完成得很困难。再严重的话感觉就要生活不能自理了。我说这很有可能是得了肩周炎，让她赶紧去医院检查治疗。

肩周炎是肩关节周围肌肉、肌腱、滑囊和关节囊等软组织的慢性无菌性炎症。炎症导致关节内外粘连，从而影响肩关节的活动。会有局部疼痛、活动受限等症状。因患病以后，肩关节不能自由运动，仿佛被冻结或凝固，因此也称为"冻结肩"、"肩凝症"。

上班族们要重视肩颈部的健康，不要等症状严重，像我的那个朋友一样影响了工作和生活才想到要治疗，虽不能说为时已晚，但已经大大增加了治疗难度和时间。多数上班族们并不了解肩周炎的危害性，这也是造成他们对此忽视的原因。肩周炎在发病时会使工作和生活无法正常进行，并且会长期压迫神经引起神经受损、手部麻木；另外，长期压迫血管，会使手肩部血流不畅，严重者可能引起肌肉萎缩；同时，由于关节周围广泛发生粘连，使关节各方向的活动明显受限制，而引起关节僵硬。

很多上班族们并不知道自己已经是肩周炎患者，从而错过了治疗最佳时期。因此，了解肩周炎的主要症状表现是很有必要的，看看你是否被肩周炎"击中"。患上肩周炎，起初时肩部呈阵发性疼痛，多数为慢性发作，以后疼痛逐渐加剧或钝痛，有时也有刀割样的痛，且呈持续性，往往在天气变化或劳累后，疼痛感加重。而且肩痛一般是昼轻夜重，有些严重者还可能在后半夜痛醒，影响睡眠，尤其不能向患侧侧卧。肩部疼痛也可能向颈项及上肢，特别是肘部扩散。

除了疼痛，肩关节的活动也会受到限制。肩关节向各方向活动均可能受到制约，以外展、上举、内外旋更为明显。随着病情延长，由于长期不敢用肩，引起关节囊及肩周软组织的粘连，肌力逐渐下降，以至于一些日常简单的动作都难以完成，比如梳头、穿衣、洗脸、叉腰等动作，严重的时候肘关节的功能也可能受到牵连，比如屈肘时手不能摸到同侧肩部，尤其在手臂后伸时无法完成屈肘动作。

多数肩周炎患者在按压肩关节周围时可触到一些明显的压痛点，压痛点多在肱二头肌长头腱沟，肩峰下滑囊、喙突、冈上肌附着点等处。而且肩部尤其怕冷，即使在炎热的暑天，肩部也不敢受风吹。

肩周炎影响了我们正常的生活和工作,那么诱发肩周炎的因素又有哪些呢? 通常对于上班族来说大致有以下几个方面:

不良姿势 有很多肩周炎案例是由于手工作业、伏案久坐时的不良姿势而导致的,比如过度胸椎后突即驼背很容易就会患上肩周炎。因为长期的不良姿势可能造成肩胛骨的倾斜,肩峰和肱骨也因不正常的用力而发生位置改变,逐渐形成损伤,从而导致肩周炎。

软组织退行性改变 肩关节本身发生病变,尤其是局部软组织退行性改变,由于疼痛长时间地限制了肩关节的正常运动而造成肩周炎。导致肩周炎的软组织退行性最常见的疾病是肌腱炎和腱鞘炎。此外,肩部的损伤,甚至一些微小的损伤,也极有可能成为肩周炎的起因。

外伤和活动减少 长期不运动,肩关节的活动过少,总是保持一种姿势,尤其是上肢长期靠在身旁,垂于体侧,是诱发肩周炎的主要因素之一。此外,心脏手术、胸外科手术、女性乳腺癌切除术,有时甚至肝胆外科手术也可引起同侧肩关节的肩周炎。这些手术以后引发的肩周炎,与术后疼痛、肩部活动的减少有直接关系。

心理因素 一些人对痛觉比较敏感,即痛阈较低的人往往容易患上肩周炎。他们由于情绪不稳定,或长时间患病而心情郁闷,一旦肩部疼痛发生炎症,由于对疼痛过于敏感而较难恢复运动功能。

打败肩周炎

患上肩周炎的上班族要想早日脱离它的疼痛困扰,在生活中就要注意以下几个方面。

首先,生活中要注意防寒保暖,特别是避免肩部受凉。保持肩部温暖对于预防肩周炎十分重要。寒冷湿气可使肌肉组织受刺激而发生痉挛,时间长了便会引起肌细胞的纤维样变性,而引发各种症状。

其次,要加强功能锻炼。对于肩周炎来说,特别要注重关节的运动,比如经常使用拉力器、哑铃以及双手摆动等运动,但要注意运动量,以免造成肩关节及其周围软组织的损伤。

对于上班族来说,纠正不良姿势是当务之急。经常伏案、在电脑面前工作应注意调整姿势,工作一段时间就要活动休息一下,避免长期的不良姿势造成慢性劳损和积累性损伤。

另外,还要注意一些容易引起继发性肩周炎的相关疾病,如糖尿病、颈椎病、肩部和上肢损伤、胸部外科手术以及神经系统疾病。如果患有上述疾病,一定要随时留心是否产生肩部疼痛症状,肩关节活动范围是否减小。要经常开展肩关节的主动运动和被动运动,以保持肩关节的活动度。

运动疗法

平日在家中可以通过一些运动来缓解和治疗肩周炎。

◆双手向后反背,用一只手拉住另一只肢腕部,渐渐向上拉动拾起,然后换手拉动,反复进行。

◆弓箭步,一手叉腰,另一手握空拳靠近腰部,做前后环转摇动,幅度由小到大,动作由慢到快。

◆利用体操棒、哑铃、吊环、滑轮、拉力器、肩关节综合练习器等进行锻炼。

按摩疗法

◆用左手拇指指腹按住右手三里穴,上下左右揉动1分钟,然后用右手同样按摩左手三里穴,按摩1分钟。

手三里穴位于手肘内侧靠近拇指一侧的皱纹边缘,手肘弯曲处向前三指宽,用手一按就痛之处。

◆用中指指腹揉按患者的肩井穴 0.5~1 分钟。

肩井穴位于脊椎与肩峰连线的中点,肩部筋肉处。

◆把拇指指端放于患者的曲池穴,其余四指放在手肘的后侧,拇指适当用力掐揉 0.5~1 分钟。

取曲池穴时,屈肘,位于肘横纹外端尽头处。

饮食疗法

◆芪归炖鸡:童子鸡 1 只处理干净,将黄芪 30 克、当归 20 克以及生姜用水洗净后放入鸡腹中,然后放入沙锅内加适量水及盐,用小火慢炖 2 小时,吃鸡肉喝汤。

◆葛根桂枝苡仁粥:先将葛根 30 克、桂枝 15 克用水洗净后放锅内,加适量水煮沸 30 分钟后去渣留汁。再将苡仁 30 克、粳米 60 克分别淘洗干净,放入煮好的药汁中,煮沸后再用文火慢熬,至米烂粥熟时加盐调味即可。

◆二藤川芎煮鸡蛋:先将鸡血藤 20 克、海风藤 15 克、川芎 10 克用水洗净共放锅内,加适量水煮沸 30 分钟去渣留汁。再将红糖放入药汁中煮化后打入 2 个鸡蛋,继续煮至蛋熟即可,吃蛋喝汤。

健康小贴士

在"运动疗法"中,活动锻炼时,应在无痛范围内活动,因为疼痛可反射性地引起或加重肌痉挛,从而影响功能恢复。每次活动以不引起疼痛加重为宜。

Chapter 3

鼠标手——没有"名分"的职业病

> 在互联网的时代,电脑已成为上班族们每天工作所必需的工具,而巨大的竞争压力,让他们常常超负荷工作,无暇休息,终于人人都练就了一副"鼠标手"。

"鼠标手"也就是狭义的"腕管综合征",主要患病原因是长时间在键盘上打字或移动鼠标,手腕关节因长期、密集、反复和过度地活动,逐渐形成腕关节损伤。照理说来,上班族们由于完成高强度的工作而落下此病,应该算是工伤了,然而它却不属于法定职业病的范畴。看来得了这种没有名分的职业病想算成工伤都没有资格。

我曾看过一位"鼠标手"患者,是一名很年轻的女性,她在公司里做文职工作。她说最近她的手经常时不时地发麻,起初按摩几下就好了,后来发麻的时间越来越久,有时还很疼。有一次从超市里采购东西回家,发现手拎东西很吃力。她感到很害怕,怕是得了什么重病,我告诉她这是腕管综合征的表现,也就是通常我们说的"鼠标手"。

"鼠标手",通俗而狭义地讲就是"腕管综合征"。是指人体的正中神经以及进入手部的血管,在腕管处受到压迫所产生的症状,主要会导致食指和中指僵硬疼痛、麻木与拇指肌肉无力感。"鼠标手"似乎成了上班族或者电脑一族的通病,而且女性发病率要远远大于男性。这是因为女性的手腕要比男性细小,手腕部正中的神经更容易在工作中受到压迫,天长日久就会造成"鼠标手"。

为什么用电脑时间长了就会出现"鼠标手"呢?这是因为键盘和鼠标有一定的高度,手腕就必须背屈一定角度,腕部长时间处于紧张状态,压迫了腕管中的神经血管,使神经传导被阻断同时血液供应受阻,从而造成手掌的感觉与运动发生障碍。具体表现为如下症状:

1.常常感到手指、手掌、手腕、前臂和手肘僵硬、酸痛等不适感。

2.手指和手掌会断断续续地发麻、刺痛,有些病人大拇指、食指和中指麻得较厉害。

3.握力和手部各部位协同工作能力降低。

4.拇指伸展时不自如且有疼痛感,严重时手指和整个手部都感到虚弱无力。

5.在睡眠中和刚睡醒时会有手部发麻疼痛的感觉,而且一般都在晚上会变得更严重,有时甚至会影响睡眠。

6.疼痛可以迁延到胳膊、上背、肩部和脖颈。

别让"鼠标手"困扰你的正常生活

显然,"鼠标手"会严重影响到上班族的正常工作和生活,那么如何预防被"鼠标手"缠身呢?这就要在长期地伏案工作中注意自己的姿势和电脑位置的摆放。

在使用电脑时,上臂和肘部应尽量贴近身体,并尽可能放松,以免使用鼠标时身向前倾。手臂的肘部工作角度最好处于大于90度的范围,以避免压迫到肘内正中神经;操作鼠标时确保手腕伸直,尽量使用臂力而不是腕力来移动鼠标,手臂最好不要悬空;坐姿挺直,最好在背部使用靠垫,使背部有支撑,头与身体呈一条直线,双脚应平放地面上;操作键盘时手腕尽可能保持平放的姿势,既不弯曲又不下垂;打字时身体要正对着键盘,以免引起手腕过度紧绷。

键盘位置要摆正,应放置在身体正前方中央位置,不要把键盘斜摆在一边,以与肘水平高度靠近键盘和使用鼠标,过高过低都不好;鼠标的位置如果调节起来不太方便,可以把键盘和鼠标都放到桌面上,然后把转椅升高,这样就使桌面相对降低,也就缩短了身体和桌面之间的距离;确保显示屏的亮度适中,显示屏位置的高度以不使头部上下移动为宜,当坐正之后,双眼与屏幕处于平行直线上就可以了。

另外,一些小窍门也可以预防"鼠标手"。比如多使用一些快捷键等小技巧,以减少使用鼠标的时间;选则鼠标时,最好挑选弧度较大、接触面较宽、有助于力分散的,且使用起来灵活轻快的鼠标;操作鼠标时可以配合使用"鼠标腕垫"垫在手腕处。

当然,工作过程中要注意劳逸结合,经常伸展和松弛操作鼠标的手,每操作鼠标 30 分钟,就应该休息片刻,可以缓慢弯曲活动手腕,或者做握拳和伸展手部,最好每隔一段时间就反复做做这种手部运动。

此外,一些随时随地都可以做的小动作也能很好让电脑一族远离"鼠标手"的危害。

腕伸动作 伸出左臂,左手掌心向外,手指向下。右手握着左手四指,然后向身体方向施力。保持呼吸,维持动作 30 秒,换右手做。重复 2~3 次。

腕屈动作 伸出左臂,左手掌心向内,手指向下。右手按在左手掌背,然后向身体方向施力。保持呼吸,维持动作 30 秒,换右手做。重复 2~3 次。

直臂伸展 伸出双臂,与肩成水平,然后将左右手交叉紧扣,紧握十指。吸气,抬起双臂向上伸展,使双臂贴耳,保持手肘伸直。维持姿势15~20秒。

手腕旋转 平伸双臂,双手握拳,以手臂为轴心,向内旋转拳头,肩膀和手臂保持稳定不动,连续转动15~20秒。完成后,反方向再做一遍。

再见,"鼠标手"!

得了"鼠标手"就不能再让手腕继续劳累下去了,要充分休息,并配合一些物理疗法,以早日摆脱"鼠标手"的困扰。

运动疗法

◆手握带有负重的矿泉水瓶,首先掌心向上握住水瓶,做从自然下垂到向上抬起动作;然后是掌心向下握住水瓶,做从下到上的运动,各25次。可防治腕关节骨质增生,增强手腕力量。

◆舒展身体各部位时,也要用力展开双手的五指,每次20至30秒钟,做2~3次。可增强关节抵抗力,促进血液循环。

◆用力握紧拳头,然后急速依次伸开小指、无名指、中指、食指。左右手各做10次。可锻炼手部骨节,舒缓僵硬状态。

◆用一只手的食指和拇指揉捏另一手手指,从大拇指开始,每指各做10秒钟,保持平稳呼吸。可促进血液循环,放松身心。

◆双手合十,前后做摩擦运动,达到手掌微热的效果,同样能够促进血液循环。

按摩疗法

◆用拇指指腹放在手腕大陵穴处,中指指腹放在阳池穴处,适当对合用力按压半分钟到1分钟。可疏通经络,滑利关节。

大陵穴位于手腕内侧皱纹的中央；阳池穴位于手腕背部，手腕皱纹的正中央稍微靠近小指处，于第三、四掌骨间直上，与腕横纹交点处的凹陷处。

◆将拇指指腹放在曲池穴，其余四指放在肘后侧，拇指适当用力按揉半分钟到 1 分钟。以有酸胀感为佳。可调节脏腑，活血止痛。

取曲池穴时，肘关节弯曲成直角，肘关节外侧横纹头，即靠近拇指侧的皱纹处。

◆用拇指指腹按在患侧手三里穴，其余四指附在穴位对侧，适当用力按揉半分钟到 1 分钟。可有效缓解手腕酸痛感。

手三里穴位于手肘内侧靠近拇指一侧的皱纹边缘，手肘弯曲处向前三指宽，用手一按就痛之处。

健康小贴士

生活中每天可用温热水泡手腕、泡脚，以利血脉保持通畅，促进局部血液循环；坚持补充钙质，多去户外晒太阳，多做锻炼，增强手腕局部的抵抗力。

Chapter 4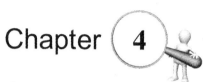

干眼症——想"哭"不容易

都市白领每天都要面对电脑,而且一年四季出入于恒温但干燥的空调写字楼。脸部皮肤感觉干燥了可以用各种乳液保湿防护,但可怜的眼睛却只能眼睁睁地越用越干。终于白领们有一天"欲哭无泪",因为患上了"干眼症"。

上班族每天都要与电脑为伴,长时间盯着显示屏,而且专注到眼睛眨都不眨。要知道眨眼有助于泪水的分泌和分布,眨眼次数少了,会直接导致泪水的量减少,而暴露在空气中的泪膜会快速蒸发,失去对眼球的保护力。这也就难怪上班族们抱怨说眼睛干涩、灼热、酸痛了,因为干眼症就是这样练成的。

我的一个朋友在广告公司做设计,电脑就是他的设计工具,常常坐在电脑前一干就是一天,只有吃饭、上厕所才会暂时移动一下。在作图时经常是眼睛一眨也不眨,非常专注。现在他每天下班后都感到眼睛不适,很干涩,有灼热感,有时还会刺痛。我告诫他对自己的眼睛好一点,小心得"干眼症"。

干眼症是指任何原因引起的泪液质和量异常或动力学异常、导致泪膜稳定性下降,并伴有眼部不适,引起眼表病变为特征的多种病症的总称。正常情况下,泪腺会分泌适量的泪液,通过眨眼,使泪液均匀地涂抹在角膜和结膜表面,形成泪膜,起到滋润眼部和增强眼部抵抗力等作用。而患有干眼症的人,泪腺分泌的泪液在数量或质量上会有所下降,影响了眼球表面泪膜的稳定性,从而出现一些眼睛不适症状,具体的表现为:眼睛干涩、灼热、刺痛、怕光,有异物感,眼皮沉重,视觉模糊、视力下降。情况严重的人有想呕吐的感觉,有的还伴有困倦、前额沉重、头痛的感觉。

当然,造成干眼症的原因也不仅仅是长时间盯电脑,还有如下两个原因。

隐形眼镜 很多白领女性喜欢佩戴隐形眼镜,虽然现在的产品越来越先进,但是它依旧会对人体产生一些副作用。隐形眼镜的镜片具吸水作用,会吸收角膜表面的泪水,当佩戴者泪水不足时,加上长时间佩戴,就会令眼睛出现干涩不适的感觉。

干燥的空气 干燥的空气会使水分不断挥发,所以长时间处于空调环境中,眼中水分容易被抽干,加上总是面对电脑工作,眨眼次数减少,很容易导致眼睛干涩。

当眼睛有不适感后,应及时去医院检查。如果真是干眼症,那就要及时治疗。因为刚开始感到眼睛干涩时,眼睛还只是处于功能性损伤的阶段,但如果还不注意保护眼睛,使眼睛继续长期处于干燥的状态,就可能引起角膜上皮细胞的脱落,造成器质性的损伤,使症状进一步恶化,严重影响到视力。

眼睛干涩,滴些眼药水不就行了?上班族也常常在办公室里自备眼药水,但滴眼药水真的就能解决问题吗?其实,那只是暂时缓解干涩,治标不治本的。

我们的泪膜是由水和脂质构成的,水有滋润眼表面的作用,可是容易蒸发,而脂质却能有效地减缓其蒸发速度,达到"锁水"目的。这与护肤的原理是一样的,在拍了爽肤水后,必须再涂上一层乳液才能紧紧"锁"住水分,使肌肤保持长时间的水润。而普通眼药水中并不含脂质,所以无论点了多少眼药水,都会很快被蒸发,达不到给眼睛"保湿"的作用。

那么在生活中我们应如何预防干眼症呢?

劳逸结合 干眼病可以说是给眼睛压力过大而引起的,眼睛由于长时间不眨眼而盯着一个地方看很容易就产生疲劳。因此避免眼睛疲劳的最好方法是适当休息,每隔一小时至少让眼睛休息一次,切忌长时间连续使用。

调整姿势 眼睛与电脑屏幕尽量保持在60cm以上距离,视线保持与屏幕向下约30°,这样的一个角度不会使颈部肌肉感到紧张,并且使眼球表面面积最少地暴露于空气中,而减少泪液的蒸发。

调整环境光线 电脑最好不要放置在窗户的对面或背面,以防止显示屏反光或不清晰,室内环境照明要柔和,避免亮光直接照射到屏幕上反射出明亮的影像造成眼部的疲劳。

做眼保健操 工作一段时间,就停下来做一做眼保健操,可以起到放松眼睛、减轻视疲劳的作用。

多摄入蔬菜和水果 平时要多吃一些新鲜的蔬菜和水果,可增加维生素A、B族维生素、维生素C和维生素E的摄入。维生素A可预防角膜干燥、眼干涩、视力下降。维生素C可以有效地抑制细胞氧化。维生素E可清除身体内垃圾,预防白内障。维生素B_1可以营养神经。

干眼如何"解渴"

前面说了,干眼症不可用滴眼药水的方法来给眼睛"保湿",那样眼睛会越用越"渴"。用按摩和食疗的方法来给眼睛"抗旱"可以收到不错的效果。

按摩疗法

◆运转眼球。双眼先顺时针旋转 10 次,再向前凝视片刻,然后逆时针旋转 10 次,向前凝视片刻。之后双目轻闭,轻轻按摩眼皮约 1~2 分钟。

◆按揉穴位。两手拇指揉睛明穴约 30 次;两手食指指端按揉同侧攒竹穴 3 次;两手食指分别按揉太阳穴、四白穴各 30 次,有酸胀感时再按揉 30 次。

睛明穴位于鼻根与眼角的中间点,上下按压时,鼻子深处会隐隐作痛;攒竹穴位于皱起眉头时,在眉头内侧端处;太阳穴位于眉梢延长线与外眼角延长线交点的凹陷处。取四白穴时,目正视,瞳孔直下,眶下孔凹陷处。

◆分刮眼区。双手握拳状,用食指紧压眼眶自内向外的刮动,上下眼眶各 15 次,以出现酸胀感为宜。

◆分抹眼睑。微闭双眼,手指并拢由睛明穴向外分抹至瞳子髎穴,重复 30~50 次。

瞳子髎穴位于外眼角旁,眶外侧缘凹陷处。

以上四步按摩法要完整地做下来,可清脑明目,增加视力,对治疗干眼症十分有效。平时也可常按丝竹空穴、阳百穴和光明穴等穴位,同样能缓解干眼症状。

饮食疗法

◆百合红枣粥:将百合 10 克,山药 15 克,薏仁 20 克,红枣 (去核)10 个分别洗净后,放入锅中共同煮粥食用。此粥不但防治干眼效果好,而且还可明目。

◆枸杞菊花茶:将枸杞 10 克和菊花 6~8 朵用开水冲泡即可。菊花性甘、味寒,具有散风热、平肝明目之功效。菊花里含有丰富的维生素 A,是保护眼睛健康的重要物质。菊花茶能让人头脑清醒、双目明亮,特别对用眼过度导致的双眼干涩有较好的疗效。枸杞可明目安神。

◆用 15 克枸杞子,洗净后嚼服或煮水服。枸杞子养阴明目,能促进修复病变的角膜,提高机体抗病能力。

健康小贴士

1.保持充足睡眠及均衡饮食,吸收足够维生素及矿物质。

2.眼睛感到不适时,可使用独立包装及没有药性的人造泪水,为眼睛增添水分,同时避免使用非处方眼药水。

3.眨眼及打哈欠时眼睛均会制造泪水,可减少眼干情况。

4.一般软性隐形眼镜,不可连续戴超过十二小时,睡觉时应摘掉。

Chapter 5

电脑血栓症——久坐出来的病

> 和电脑相关的疾病越来越多,颈椎病、肩周炎、干眼症、鼠标手等都是在上班族中常见的,现在"电脑综合征"中又多了一名新成员——电脑血栓症。这是由于电脑族长时间久坐不动,而使血栓发生导致的。

　　职场竞争的激烈让上班族们对待工作不敢有丝毫懈怠,经常坐在电脑前一坐就是一整天,而久坐不动给身体带来的损伤隐蔽而又严重。电脑血栓症就是坐出来的病。因为长时间操作电脑时,人往往处于一种高度紧张或专注的状态,不会发觉下肢有任何不适,也不会有意识地活动下肢,使下肢静脉长时间受压;再加上下肢离心脏较远,容易使腿部血液流回心脏不畅,血液几乎处于静止状态也即血流淤滞而产生凝固,导致血栓形成。

　　在新西兰,一名年仅 32 岁的男子由于长时间坐在电脑前工作而突然猝死。医学专家在对其死因进行研究时发现,他的血液里有凝块,而且凝块已经聚集到了肺部,这么严重的血液凝结症在年轻人群中非常少见。死者和普通人相比最明显的区别是,他长时间与电脑打交道,平均每天要在电脑前连续工作 18 小时,长期缺乏运动使他的血液很容易凝结,最终引起肺栓塞而死亡。

　　电脑血栓症实际上就是医学所称的静脉血栓症。是由于长时间操作电脑,不做运动,导致下肢的静脉血管发生凝血现象,从而形成血栓。长此以往,引发肺栓塞,可能会危及生命。

电脑血栓症与坐长途飞机所谓的"经济舱综合征"相似。所谓"树老先老枝,人老先老腿。"人的下肢距离心脏最远,供血也就很容易受到影响。久坐电脑前或长时间乘坐交通工具,保持同一姿势超过 4 小时,就会出现血液凝结或静脉停滞,造成腿部血栓。早期症状是自发性小腿肚疼而肿胀,局部发热,行走时感到痛,甚至造成不能行走。如得不到及时治疗,可引发下肢静脉闭塞和静脉瓣膜的破坏,下肢静脉血栓脱落游走至肺部,将有可能导致致命的肺栓塞。那么肺栓塞的症状有哪些呢?主要包括呼吸困难、胸闷、胸痛、咳嗽、痰中带血、晕厥、心悸等,有的患者会出现一侧或两侧肢体疼痛、肿胀,如发现不及时的话,患者很可能猝死。

然而对于不得不努力工作的上班族们该如何预防电脑血栓症的发生呢?

积极阻止"沉默杀手"爆发

既然努力工作是不能改变的现状,那么积极地采取措施阻止电脑血栓症这个"沉默杀手"就是非常有必要的了。

通常,爱美的女性喜欢穿紧身衣裤来达到塑形目的,但也会给身体带来负面影响,容易造成血液循环不顺畅,从而引起腿部血栓。同时一些紧身衣服,比如牛仔裤加长筒靴也最好不要在你打算坐于电脑前埋头苦干时穿。

另外,最好可以每坐一小时就起来走动一下,比如去茶水间接一杯水,或在座位上做些腿部运动,以保证血液循环正常运行。多做小腿和足部的运动,如踢毽子,或者跑步跳远,或摆腿摇足,或伸展下肢,或做下蹲等动作。

而一些由于工作需要经常飞来飞去的"空中飞人"们在乘飞机时，可以抬高坐椅垫的高度，让双腿悬起来能在空中自由摆动，这样可以促进血液循环，防止腿部血栓形成。开始长途旅行前穿一双弹性好的长裤也可以防止"经济舱综合征"即腿部血栓的形成。

让食物吃掉血栓

预防血栓的形成，可以经常吃一些具有降血脂和血黏度的食物。

香菇、木耳 香菇和木耳可以防治动脉粥样硬化和血栓形成。木耳更是具有抗凝血的作用。

海带、紫菜 海带和紫菜除了含有丰富的碘、镁等有益健康的元素外，还含有能明显降血脂和抗凝血的物质：昆布氨酸、褐藻淀粉和昆布多糖等。

洋葱、大蒜 洋葱和大蒜均可使胆固醇和血纤维蛋白原下降，凝血时间延长，主动脉脂类沉积减少。

茶叶 茶叶除含有多种维生素和微量元素外，还具有降低血胆固醇、降血压和预防动脉粥样硬化等作用。

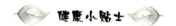
健康小贴士

腿部发生血栓是暗藏杀机的，当血凝块在体内循环，停留在一些重要器官时，比如肺脏，就有可能造成致命的危险。所以当感到下肢肿胀、疼痛时绝不能忽视不管。

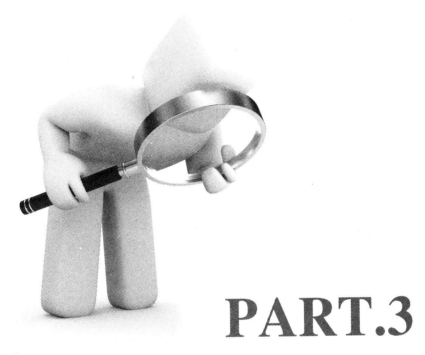

PART.3
职场女人更应"爱惜"自己

做女人难,做一个在职场里打拼的女人更不容易。虽说男女平等已经不是问题,但在生理结构上女性的确处于弱势。工作的劳累和压力很容易就会让女性患上各种妇科疾病,贫血、月经不调、乳腺增生等,都在侵蚀着女性的容貌和健康。因此,职场里的女人更要懂得爱惜自己,消灭健康隐患。

Chapter 1

贫血——好气色可以补出来

> 职场中的现代女性常常和男人一样没日没夜地拼命工作,尽管在事业上可以和男人做到一样甚至更出色,但是女性天生在生理上是有弱势的。因此,职业女性对自己的身体要更加呵护备至,及时消灭掉身边的健康隐患。

女性在生理上要经历失血、耗血的"磨难",而"血为人之本",耗血过多或补血不足,都容易引起贫血。很多上班白领们为了赶时间,早上不吃早餐,晚饭为了减肥有时也干脆就"戒掉",日积月累,营养不均衡的状况愈加严重,从而导致了贫血。

曾有一个病人,年龄不到 30 岁,她说一年多来经常头晕,有两次还几乎晕倒在地。她都是在月经后的一两天,突然觉得心慌气短、手脚冒冷汗,然后整个人就支持不住要晕倒,必须卧床休息几天才能缓解!这个病人很消瘦,面色苍白,头发干枯,有明显的营养不良表现,加上她每个月的月经量比较多,造成贫血,导致她头晕严重。

一般来讲,贫血是指人体血液内红细胞与血红蛋白含量低于正常值,常表现为乏力、头晕、下眼睑发白、面色苍白。贫血虽不是一种独立的疾病,但它却是女性健康的大敌。女性贫血,不仅会头昏眼花、心悸耳鸣、失眠梦多、记忆力减退，而且会容颜失色、面色萎黄、唇甲苍白、肤涩发枯，甚至皮肤过早出现皱纹、脱发、色素沉着等。全球约有 30 亿人不同程度贫血，而且每年因患贫血引致各类疾病而死亡的人数能达到千万。由于一些饮食结构特点，中国患贫血的人口概率更是高于西方国家，在患贫血的人群中，女性又明显高于男性。这与女性生理特点有密切关系。

贫血发病原因多样，其症状表现也不尽相同：

缺铁性贫血在女性中最为多见。铁是造血的重要微量元素，膳食中缺乏铁元素是贫血的主要原因。另外钩虫感染、胃肠吸收不良、胃和十二指肠溃疡病出血、痔疮出血以及妇女月经过多等均可造成缺铁性贫血。其表现与营养不良性贫血差不多，可通过测验头发中的微量元素加以鉴别。

还有营养不良性贫血，主要是由于饮食不合理或长期腹泻的患者。这类病人除有头晕、眼花、耳鸣、倦怠、头发干枯脱落等一般贫血症状外，还可伴有食欲不振、腹泻、口疮、舌炎等症状。

再有就是失血性贫血，多见于各种急性大出血之后，如妇女严重的功能性子宫出血(血崩)及产后大出血；支气管扩张或肺肿瘤的大咯血；溃疡病或肝病所致的食道下段静脉曲张破裂呕血等。

另外，就是比较少见的再生障碍性贫血和溶血性贫血。再生障碍性贫血系因骨髓造血机能发生障碍所引起的贫血。而溶血性贫血多见于某些感染、药物中毒所致。

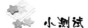 小测试

在下列选项中选出与你目前身体情况一致的项，看看你是否需要补血。

1.肤色暗淡,唇色、指甲颜色淡白。

2.时常有头晕眼花的情况发生。

3.最近一段时间经常心悸。

4.睡眠质量不高,经常无缘无故失眠。

5.经常会有手足发麻的情况发生。

6.月经颜色比正常情况偏淡并且量少。

如果你有三条以上回答"是",那么你可能患有贫血了,补血计划就要列入你的日程了。

补血计划一箩筐

女性只有血足,气色才能好,身体才能健康。从现在开始以健康和美丽名义开始你的补血计划吧。

要想补血,最能起到立竿见影效果的就要属食补了。女性日常应适当多吃些富含"造血原料"的优质蛋白质,如蛋类、乳类、鱼类、瘦肉类、虾及豆类等。铁是构成血液的主要成分,因此要多吃富含铁的食物,如鸡肝、猪肝、牛羊肾脏、瘦肉、蛋黄、海带、黑芝麻、黑木耳、黄豆、蘑菇、红糖、芹菜等。维生素有参与造血、促进铁吸收利用的功能,富含维生素 C 的食物有新鲜水果和绿色蔬菜,如酸枣、杏、山楂、苦瓜、青椒、生菜、青笋等。此外,铜元素也有造血的生理功能,也要多补充富含铜的食物,如虾、牡蛎、海蜇、鱼、西红柿、豆类及果仁等。

除了食补还要保证有充足的睡眠。女人靠睡,只有睡眠充足,才能有充沛的精力和体力。同时还要做到起居有时、娱乐有度、劳逸结合。要养成科学健康的生活方式,不熬夜,不偏食,少吃零食,戒烟戒酒,不在月经期或产褥期等特殊生理阶段发生性生活。要经常参加体育锻炼,特别是体虚易病的女性,更要经常参加一些力所能及的体育锻炼和户外活动,每天至少半个小时,可以做健美操、跑步、散步、打球、游泳、跳舞等。这样不仅能够增强体力,还可提高造血功能。

另外,保持心情愉快,积极乐观的心态,不仅可以增进机体的免疫力,有利于身心健康,同时还能促进身体骨骼里的骨髓造血功能旺盛起来,使得气血丰盈、皮肤红润。所以,要经常保持乐观的情绪。

对于贫血者就应进补养血药膳,严重者还可加服硫酸亚铁片等。而有出血病症的女性要尤其重视,如有月经过多、月经失调以及肠寄生虫病、萎缩性胃炎、上消化道溃疡、痔疮或反复鼻出血等疾病时,均要及早就医,尽快根治。

小心补血误区

除了生理特点,很多女性在饮食方面存在一些认识误区和习惯,这都是导致缺铁性贫血的原因。

误区一 多吃肉对身体不好。很多女性为了保持身材,拒绝吃肉,而且认为素食更健康,因此只注重植物性食品的保健功效,而忽略了富含铁元素的肉食的摄入,导致铁元素的缺乏。实际上,动物性食物不仅含铁丰富,而且吸收率也高达25%。而植物性食物中的铁元素受食物中所含的植酸盐、草酸盐等的干扰,吸收率很低。因此,拒绝食肉就会容易引起缺铁性贫血。

误区二 多吃蛋和奶就可以补血了。我们知道牛奶营养丰富,但是它含铁量很低,而且人体的吸收率也只有10%。另外,蛋黄虽然含铁量较高,但人体对铁的吸收率仅为3%,所以并非补铁佳品。而且鸡蛋中的某些蛋白质,会抑制身体吸收铁质。因此,这两种食品虽营养丰富,但要依赖它们来补充铁质效果就不是很好。而应该适量地选择摄入动物肝脏,不仅含铁量高、且吸收率达30%以上,很适合补铁。

PART.3 职场女人更应"爱惜"自己

误区三 蔬菜水果与铁无关。许多人不知道多吃蔬菜、水果对补铁也是有好处的。这是因为蔬菜和水果中富含维生素 C、柠檬酸及苹果酸,这类有机酸可与铁形成络合物,从而增加铁在肠道内的溶解度,有利于对其他食物中铁的吸收。

误区四 多饮茶对健康有益。对女性来说,饮茶过多,可能会导致缺铁性贫血。这是因为茶叶中的鞣酸和多酚类物质,可与铁形成难以溶解的盐类,抑制铁质吸收。因此,女性饮用茶应该适可而止,一天一两杯就可以了。而且对于贫血的女性咖啡更是要少喝。

误区五 贫血好转就停止服用铁剂。贫血者服用铁剂一段时间后,看到贫血情况改善或稳定,就停止了服用,这种做法其实并不对。贫血好转立即停药会造成贫血情况再次复发。而应在贫血症稳定后,再继续服用铁剂 6~8 周,以补充体内的储存铁,从而才能彻底摆脱贫血。

按摩疗法

◆每天按摩血海穴 5 分钟,可补益气血、美容养颜。

取血海穴时伸直大腿,膝盖内侧会出现一个凹陷,该处往大腿方向三指宽处,即为血海穴。

◆可以推、揉、按的手法对三阴交穴进行按摩,以出现局部酸胀为宜。可起到柔肝养血、益肾固本的功效。

三阴交穴位于小腿内侧,足踝尖上 3 寸(四指宽),胫骨内侧后缘。

◆将手掌搓热,用手掌轻揉关元穴,感到皮肤发热即可,不要强烈刺激点按。

关元穴位于下腹部,肚脐直下 3 寸(四横指)处。

饮食疗法

◆莲子桂圆汤：将莲子 30 克泡发后洗净，与桂圆肉 30 克、红枣 20 克一同放入沙锅中，加水适量煎煮至莲子酥烂，加冰糖调味。睡前饮汤吃莲子、红枣、桂圆肉。每周服用 1~2 次。

◆猪肝粥：先将 100~150 克猪肝洗净切碎，与粳米 100 克一同入锅，加水适量，然后加入葱末、姜末，先用旺火烧开，再转用文火熬煮成稀粥，最后调入适量盐即可。

◆红枣花生汤：干红枣 50 克洗净泡发，将枣与花生米 100 克一同放入锅中，加冷水适量，文火煮 40 分钟，捞出花生衣，加入红糖 50 克，调匀即可。

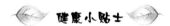

健康小贴士

　　红枣虽是补血的佳品，但也不宜长期过量食用，否则肚子容易胀气，同时使身材发胖。一般每天吃 2~3 颗就足够了。

PART.3 职场女人更应"爱惜"自己

Chapter ②

骨质疏松——吞噬着健硕的骨骼

> 一提到骨质疏松，很多年轻女性都不以为然，认为那是老年人的专利，离自己还远着呢。然而事实是越来越多的办公室一族，尤其是女性，刚刚30岁，甚至有的才20多岁就已经骨质疏松了。骨质疏松症已经在职场女性中间悄悄流行起来。

　　传统观念认为骨质疏松与衰老有关，然而现在很多年轻人的不良生活方式也导致了他们骨骼提前老化。很多女性为了拥有白皙的皮肤拒绝日晒，为了拥有"魔鬼身材"拼命节食，再加上一天到晚都坐在办公室缺乏运动，抽烟嗜酒等，骨质疏松就像一个"寂静的杀手"一样悄无声息地吞噬着她们本该健硕的骨骼。

　　一个朋友的妹妹刚刚30岁，就被查出骨质疏松。她是一家杂志社的编辑，经常坐在电脑前不知疲倦地加班赶稿，加班的"伴侣"自然是香烟和咖啡或浓茶，以保持头脑亢奋。最近她说自己常常感到腰酸背疼、四肢乏力，结果去医院检查被告知是患上了骨质疏松。

　　骨质疏松症是以骨组织显微结构受损，骨矿成分和骨基质比例不断减少，骨质变薄，骨小梁数量减少，骨脆性增加和骨折危险度升高的一种全身骨代谢障碍的疾病。骨质疏松不仅与衰老有关，如果没有良好的生活和饮食习惯,骨质疏松同样会侵犯年轻人,而女性由于其生理特点要比男性更容易患上此病。千万不要忽视骨骼的健康,得了骨质疏松会有如下症状:

1.腰背疼痛多见,占疼痛患者中的70%~80%。疼痛沿脊柱向两侧扩散,仰卧或坐位时疼痛减轻,久立、久坐时疼痛加剧,日间疼痛轻,夜间和清晨醒来时加重,弯腰、肌肉运动、咳嗽、大便用力时加重。

2.身长缩短、驼背。多在疼痛后出现。脊椎椎体前部几乎多为松质骨组成,而且此部位是身体的支柱,负重量大,容易压缩变形,使脊椎前倾,背曲加剧,形成驼背,随着年龄增长,骨质疏松加重,驼背曲度加大,致使膝关节挛拘显著。

3.骨折。这是退行性骨质疏松症最常见和最严重的并发症。

4.呼吸功能下降。胸、腰椎压缩性骨折,脊椎后弯,胸廓畸形,可使肺活量和最大换气量显著减少,患者往往可出现胸闷、气短、呼吸困难等症状。

那么年纪轻轻怎么就骨质疏松了呢?这与平时的生活习惯不无关系。看看下面的几条,你是不是也正在让自己的骨骼透支?

减肥的同时减掉了健康 不少都市现代女性过度追求苗条,在减去脂肪的同时也减掉了骨量。要知道人体适当的脂肪组织,能通过生化作用转化成雌激素等,增加肠钙的吸收,促进骨的形成,防止骨质疏松。因此,女性保持适当体重是非常有必要的。正常的女性在节食18个月以后,体重虽减了7磅,但是骨密度(体内的骨矿含量)也会随之下降。由于脂肪层和肌肉薄弱,一旦发生意外,比如不小心扭伤、摔倒、挤压时,就比其他人更易骨折。

不良的生活习惯 年轻白领女性由于工作压力大,经常用喝咖啡、喝浓茶甚至抽烟的方式来提神，再加上很多女性热衷于出入夜店，喝酒也成了家常便饭。然而咖啡和浓茶中含有咖啡因，过量摄入后会产生利尿作用，尿量增加就会增加钙排出，引发骨质疏松。酒精对骨骼也有毒性作用，过量酒精还会损害肝脏，使维生素 D 合成减少，影响肠道对维生素 D 和钙剂的吸收。另外，常喝可乐也会降低女性骨密度。可乐中含有磷酸，不仅会降低人体对钙的吸收，还会加快钙的流失，因此女性应避免经常饮用可乐。

长期伏案隐患多　现代白领女性普遍缺乏运动，上下班以车代步，坐电梯代替爬楼梯，而一到办公室又终日坐在电脑前一动不动，同时在密不透风的办公大楼里缺乏日光照射，最终导致骨质疏松的发生。因此，年轻女性应该加强运动，不仅避免骨骼老化的提前，还能使将来患骨质疏松的风险大大降低。

保护骨骼，不做"软骨头"

职场女性不仅要避免做那些伤害骨骼的事，还要预防骨质疏松的发生，以保证今后的岁月拥有一副健康、结实的骨骼。下面的一些方法就能帮你保护好骨骼。

合理饮食　平时饮食要有所选择，避免摄入过量的酸性物质，从而导致酸性体质。人体体液正常环境是弱碱性，可是因为饮食、生活习惯、周围环境、情绪等的影响，人的体液渐渐地由碱性趋于酸性，尤其是在人体摄入大量高蛋白、高糖分时。"聪明"的身体出于本能，为了维持体液的酸碱平衡，身体就会动用体内的碱性物质来中和这些酸性物质，而体内含量最多的碱性物质就是钙质，它们大量地存在于骨骼中。因此，在大量进食酸性食物的时候，身体就会自然地消耗骨骼中的钙质来中和血液的酸碱性，以维持酸碱平衡。所以，体液呈酸性是钙质流失、骨质疏松的重要原因。

大多数的蔬菜和水果都属于碱性食物，而大多数的肉类、谷物、糖、酒、鱼虾等类食物都属于酸性食物，因此多吃碱性食物，控制酸性食物的过量摄入是保持人体弱碱性环境，以及预防和缓解骨质疏松最有效的方法。

改掉不良习惯 想要让我们的骨骼健康，日常生活中就要改掉一些不良习惯。比如吸烟会影响骨骼的健康；过量饮酒会对骨骼的新陈代谢造成不利；喝浓咖啡能增加钙排泄、影响身体对钙的吸收；摄取过多的盐以及蛋白质亦会增加钙流失。

加强锻炼 运动可加速人体的新陈代谢。多做户外运动以及多晒太阳，都有利于钙的吸收。在运动中肌肉收缩，会直接作用于骨骼的牵拉，从而有助于增加骨密度。因此，适当运动对预防骨质疏松也是很有益处的。

规律生活 养成规律的生活起居习惯，按时定量就餐，尽量不要通宵熬夜，无规律的生活都会加重体质酸化，而导致骨质疏松。

保持良好的心情 当感到压力过大时要及时调整，压力过重，情绪不振，会导致酸性物质的沉积，影响身体代谢的正常进行。适当地调节心情和自身压力可以保持弱碱性体质，从而预防骨质疏松的发生。

小心治疗误区

很多人都认为得了骨质疏松那就要补钙，但其实并不是只补钙就可以，也不是补钙越多就越好的。

误区一 防治骨质疏松补钙越多越好。骨质疏松患者补钙并非补得越多越好，一般以下面服用量为标准：碳酸钙 2.5 克/天、乳酸钙 7.7 克/天、葡萄糖酸钙 11 克/天，在服用钙剂的同时加服维生素 D、维生素 A 以及维生素 K,能更好地吸收利用钙质。

误区二 骨质疏松患者要经常卧床休息。患上骨质疏松就常常感到周身疼痛,然而卧床休息后会觉得减轻,因此有不少的骨质疏松患者就误以为卧床休息有利于骨质疏松的康复。其实,运动时,全身和骨骼的血液循环才可明显恢复,肌肉的收缩和扩张对骨骼有刺激作用,能够减慢骨质疏松的过程。因此,骨质疏松者应保持一些力所能及的运动,比如慢跑、快走等。

误区三 骨质疏松食补不如钙补。治疗骨质疏松并不是多补充钙剂就行了,更重要的是学会从饮食中摄取必要的钙质。要注意饮食的多样化,少食油腻和含脂肪多的食品,选择摄入一些富含钙量较多的食物。

按摩疗法

◆用手按摩关元穴 5 分钟。

关元穴位于下腹部,肚脐直下 3 寸(四横指)处。

◆点按肺俞穴、心俞穴、肝俞穴各 50 次。

取肺俞穴时,低头颈部后最高隆起处,向下数第三个突起下旁两指宽,左右各有一穴;取心俞穴时,低头颈部后最高隆起处,向下数第五个突起下旁两指宽,左右各有一穴;肝俞穴位于第九胸椎和第十胸椎棘突之间,旁开 1.5 寸。

◆缓慢伸屈各活动关节 3~5 次。

饮食疗法

◆黄豆猪骨汤:黄豆 100 克提前用水泡 6~8 小时;将鲜猪骨250 克洗净、切断,置水中烧开,去除血污;然后将猪骨放入沙锅内,加生姜 20 克、黄酒 200 克,食盐适量,加适量水,经煮沸后,放入黄豆用文火煮至骨烂即可食用。

◆桑葚牛骨汤:将桑葚 25 克洗净,加酒、白糖少许蒸制。另将牛骨 250~500 克置锅中水煮,开锅后撇去浮沫,加姜、葱煮至牛骨发白时,表明牛骨的钙、磷、骨胶等已溶解到汤中,加入已蒸制的桑葚,开锅调味后即可喝汤。

◆虾皮豆腐汤:虾皮 50 克洗净后泡发,嫩豆腐 200 克切成小方块,用葱花、姜末炝锅,倒入虾皮和豆腐,料酒和水烧汤,出锅时调味即成。

健康小贴士

1.常吃含钙量丰富的食物,如排骨、脆骨、虾皮、海带、发菜、木耳、桶柑、核桃仁等。

2.补充足够的蛋白质,可选用牛奶、鸡蛋、鱼、鸡、瘦肉、豆类及豆制品等。

3.补充充足的维生素 D 和维生素 C,在骨骼代谢上起着重要的调节作用。所以多吃新鲜蔬菜,苋菜、雪里红、香菜、小白菜以及各种水果。

4.忌辛辣、过咸、过甜等刺激性食品。

Chapter 3

乳腺疾病——女人情绪的晴雨表

> 生活、工作中的压力让职场女性常常身心疲惫，遇到些烦心事自然就会心情不畅，这时一定要找合适的方法纾解情绪。如果沮丧心情继续蔓延，小心会影响到你的乳房健康。

面对竞争压力、工作繁忙、过度劳累加上有时生活不规律，女性的情绪很容易出现不稳定的状态，而乳腺疾病一个重要因素就是情绪不稳定。当女性总是处于怒、愁、忧、虑等不良情绪状态时，就会抑制卵巢的排卵功能，出现孕酮减少，使雌激素分泌紊乱，从而导致乳腺疾病。

前些日子，一个朋友跟她爱人闹矛盾，经常晚上下班回家吵架，两个人闹了有大半年。她向我诉苦说，那时白天像上了发条的钟一样忙个不停，晚上回家却还要和他斗气，搞得自己情绪非常沮丧。后来发现自己的乳房疼到不可触碰，就去医院检查，结果得了乳腺增生。

中医认为乳房和肝经有着密不可分的关系，而怒伤肝、肝气淤结就会导致乳房异常。因此职场女性更要懂得驾驭自己的情绪，防止乳腺疾病的发生。乳腺疾病是危害女性健康的主要疾病，通常分为乳腺炎、乳腺增生、乳腺纤维瘤、乳腺囊肿、乳腺癌等五大类。

乳腺炎——哺乳妈妈的痛楚

乳腺炎是指乳腺的急性化脓性感染,是产褥期的常见病,最常见于哺乳女性,尤其是初产妇。哺乳期的任何时间均可能发生,而哺乳的开始最为常见。

乳腺炎初起时会有乳房肿胀、疼痛、发热、表面红肿、肿块压痛等症状,如果继续发展,就会使症状加重,出现较明显的硬结,同时可出现寒战、高热、头痛、无力等全身虚状。腋下会出现肿大的淋巴结,并有触痛,严重时还可能并发败血症。因此,如果治疗不当,乳腺炎的危害性是很大的。

造成乳腺炎的主要原因是乳汁的淤积,因为乳汁淤积会给入侵的细菌生长繁殖的机会,从而引发炎症。乳汁淤积可能是由于乳头过小或内陷,妨碍哺乳,孕妇在产前未能及时矫正乳头内陷,使婴儿吸乳时困难,而造成乳汁无法被吸尽;也可因乳汁过多,哺乳妈妈没有及时将乳房内多余乳汁排空;还有的是由于乳管不通,或乳管本身有炎症,或胸罩脱落的纤维堵塞乳管而造成。

另外,婴儿经常含乳头而睡,也可使婴儿口腔内炎症直接侵入蔓延至乳管,继而扩散至乳腺间质引起化脓性感染。

那么,作为哺乳妈妈是不是就无法避免乳腺炎的遭遇了呢?当然不是,只要平时多加注意是完全可以避免乳腺炎的发生的。

首先,女性在妊娠期时,要高度重视乳房的卫生。从孕后6个月开始,每天要用清洁水或中性肥皂水擦洗乳头、乳晕,或用医用酒精棉球蘸涂乳头及乳晕,以保持其清洁。而且要注意宝宝的口腔卫生,不要养成宝宝含着乳头睡眠的习惯,并注意哺乳姿势。

在哺乳期一定要保持乳汁通畅。因为乳汁淤积是引发乳腺炎的重要因素,绝不可忽视。平时就要做到定时给宝宝哺乳,每次将乳汁吸尽,如果宝宝不吸尽,可用吸乳器或按摩挤出,以使乳汁排空。平时多饮用汤汤水水,可使乳汁变稀,减少淤滞,利于乳汁排出。另外,要保持愉快、乐观的情绪,负面情绪容易引起内火,中医认为肝郁气滞,也能造成积奶。

哺乳妈妈如果乳头发生皲裂一定要积极治疗,绝不可小视,其他的感染病也要妥善地治疗。

一旦患上了乳腺炎也不要心急,保持平和的心态配合治疗,并注意自我护理,完全能彻底治愈。也可以通过按摩和食疗法来促进病情的恢复。

按摩疗法

◆推抚法:取坐位或侧卧位,将胸部露出来。先在患侧乳房上涂些润肤油,然后双手全掌由乳房四周沿乳腺管轻轻向乳头方向推抚50~100次。

◆揉压法:以手掌上的小鱼际或大鱼际着力于患部,在红肿胀痛处轻轻揉动,有硬块的地方反复揉压数次,直至肿块柔软为止。

◆揉、捏、拿法:以右手五指着力,抓起患侧乳房部,施以揉捏手法,一抓一松,反复10~15次。左手轻轻将乳头揪动数次,以扩张乳头部的输乳管。

◆振荡法:以右手小鱼际部着力,从乳房肿结处,沿乳根向乳头方向作振荡推赶,反复3~5遍。局部出现有微热感时,效果更佳。

饮食疗法

◆蒲公英粥:取蒲公英60克、金银花30克,先用水煎,去渣取汁,再加入粳米 50~100 克煮成粥。

◆金针猪蹄汤:将鲜金针菜根 15 克与猪蹄 1 只加水同煮,煮至猪蹄软烂。

◆乳鸽汤:将乳鸽处理干净,黄芪和枸杞各 30 克用纱布包好,放入锅内与乳鸽同炖,熟后去药渣,吃鸽肉饮汤。

乳腺增生——行走于无间道

乳腺增生有很多类型,有的完全是生理性的,不需特殊处理也可自行消退,如单纯性乳腺增生症;有的则是病理性的,如囊性增生类型,需积极治疗,因其存在癌变的可能,不能掉以轻心。

单纯性乳腺增生症又叫乳痛症,年轻女性中最为常见,其原因是由于性腺激素分泌旺盛及变化波动较大的缘故,以明显周期性乳房胀痛为特征,月经后疼痛自行消失。疼痛以乳房局部为主,但有时疼痛可放射至同侧腋窝、胸壁,有时甚至放射至背部,常影响睡眠。这类增生属于正常的生理现象,患者不必过度焦虑和着急,只要调整情绪,保持平稳的心态,一般升高的内分泌激素都可以慢慢地得到纠正,各种症状就可以自行消失。

囊性增生是真正的病理性增生症。它以乳管上皮细胞增生为主要病变,乳房内出现的肿块多为弥漫性增厚,且呈椭圆形的囊状物居多,很容易与纤维混淆。此类增生可能发展为癌变。因此一旦确诊,就要积极进行系统治疗。

导致乳腺增生的主要原因是内分泌激素失调,而能影响内分泌的主要原因就是情绪的不稳定。因此,要保持乐观积极的心态去面对生活,要知道一切都是以拥有健康为基础的。

每月必做的自我检查

自我检查对乳腺疾病的发现起着决定作用,因此了解一些乳房自我检查的知识尤为重要。自我检查时间应在月经之后的一周进行,因月经期间乳房组织充血,整个乳房肿胀,在月经前自我检查容易判断错误。乳腺增生自我检查方法如下:

一看 面对镜子双臂自然下垂,仔细观察两个乳房是否大小对称,有没有不正常突起,乳房的皮肤及乳头是否有凹陷或湿疹。

二摸 右手上举至头部后侧,左手检查右乳。可用手指指腹轻压乳房,感觉是否有硬块,由乳头开始做环状顺时针方向检查,逐渐向外约三四圈,至全部乳房检查完为止。再用同样方法检查左侧乳房。平躺下来,右肩下放一个枕头,将右手弯曲放在头下,重复上面"摸"的方法,检查右边乳房。然后再转过身来用同样的方法检查左边乳房。

三拧 除了乳房,还要检查腋下有无淋巴肿大,再以大拇指和食指压拧乳头,注意有无异常分泌物。

预防乳腺增生八大法

虽说乳腺增生是女性见怪不怪的常见病,但这毕竟也是一种疾病,是女性健康的隐患。作为女性本来就应该对自己呵护有加,自然不能容忍这些扰人的病症缠身。因此在生活中要做到以下八个方面,以预防乳腺增生的可能。

1.保持心情的舒畅、情绪的稳定是防御乳腺增生最好的良方。

2.生活起居作息规律、适当运动。保证充足的睡眠,少熬夜;工作时要劳逸结合;每天适当进行跑步、扩胸等可以增强胸部健美的运动。

3.要充分哺乳,避免乳汁淤积。女性产后如果不哺乳或哺乳不足8个月的,会造成乳汁淤积,使患乳腺疾病的概率升高。

4.减少人工流产次数,能大大降低乳腺增生的发生几率。

5.尽量避免使用含激素的药物和美容产品,激素对乳房的健康不利。

6.胸罩的佩戴要合适,不要选择过紧或是有挤压隆胸效果的胸罩,这会影响乳房的新陈代谢和淋巴回流,而导致乳腺增生。

7.饮食以清淡为宜,多吃绿叶蔬菜、新鲜水果,在无医嘱的情况下,不要自行服用蜂胶、蜂王浆、花粉及一些含激素的口服液补品,特别是处于更年期的女性,更不要借助这些补品来改变雌激素水平下降的现状。

8.16~50岁的女性,都应定期去医院做乳腺检查。20~35岁的女性最好每年进行一次红外线或乳腺外科检查。有乳腺病家族史、卵巢癌、腺体癌或有重度增生的女性应半年检查一次,进行动态观察。

饮食疗法

如果确诊是病理性乳腺增生,一定要根据具体的情况做治疗,进行多方面的咨询。一般乳腺疾病不易做手术,可以通过食疗来配合。

◆海带豆腐汤:将海带150克和豆腐1块洗净后放入锅中煮汤,大火煮沸后,改文火煮30分钟即可,加适量盐和醋饮食之。

◆山楂橘饼茶:将生山楂10克与橘饼7枚一同用沸水冲泡,待温时,再调入1~2匙蜂蜜即可。

◆天合红枣茶:将天门冬15克、合欢花8克、红枣5枚,用沸水冲泡,待水温后,再加入蜂蜜即可。

◆芝麻桃仁饮:将黑芝麻10~15克与核桃仁5枚捣碎成末状,用温水冲饮,可加入1~2匙蜂蜜调匀。

乳腺纤维瘤——莫要大惊小怪

乳腺纤维瘤是一种最常见的乳房良性肿瘤。多见于年轻女性,在性功能旺盛期、妊娠期、哺乳期和绝经前期这四个阶段,由于雌激素大量分泌,很容易引发乳腺纤维瘤。可发生在一侧或两侧乳房内,一般为单发性。肿块为卵圆形或圆形,表面光滑,质地中等硬度,与周围组织分界清楚,与皮肤无粘连,肿块易被推动。

乳腺纤维瘤与乳腺增生都有肿块的症状,那如何区别呢?乳腺增生病的乳房肿块大多为双侧乳房多发,肿块大小不一,呈结节状、片块状或颗粒状,质地一般较软,也可呈硬韧,偶有单侧单发者,多伴有经前乳房胀痛,触之会感疼痛,且乳房肿块的大小性状可随月经而发生周期性的变化,发病年龄以中青年为多。乳腺纤维腺瘤的患者年龄多在30岁以下,以20~25岁最多见。其乳房肿块大多为单侧单发,肿块多为圆形或卵圆形,边界清楚,活动度大,质地一般比较韧实,但一般无乳房胀痛;或者仅有轻度经期乳房不适感,无触痛,乳房肿块的大小性状不因月经周期而发生变化。

乳腺纤维瘤虽是良性肿瘤但也要及时治疗,以防恶变,目前治疗多为手术治疗。很多女性不愿接受手术,毕竟动了刀之后会在乳房上留下瘢痕。因此做好预防,比任何最有效的治疗都更重要。预防乳腺纤维瘤首先要爱护乳房,坚持体检,每个不同年龄段的女性都应坚持在每月的月经后对乳房自查;30岁以上的女性每年进行一次体检,40岁以上的女性每半年请专科医生体检一次,做到早发现早治疗。保持良好的心态和健康的生活习惯也很关键。改掉不良的饮食习惯和嗜好,规律的工作与生活起居是预防乳腺纤维瘤发生的前提。当然,发现乳房有问题后绝不可讳疾忌医。如果乳房有肿块应立即找乳腺专科医生检查,配合治疗。尽管乳腺纤维瘤是良性肿瘤,但也有恶变的可能,应提高警惕,及时就诊,防止病情变化。

健康饮食,远离肿瘤

◆饮食要定时、定量、少食多餐、宜清淡,多食蔬菜以及含维生素A、维生素C、维生素E的绿色蔬菜和水果,忌辛燥刺激之品,如姜、蒜、韭菜、花椒、辣椒等。

◆最好不要喝咖啡,戒掉有害的烟酒嗜好。

◆多吃粗粮杂粮,如粗米、玉米、全麦片;常吃富有营养的干果种子类食物,如葵花子、芝麻、南瓜子、西瓜子、花生、核桃、杏干、杏仁、葡萄干等。

◆每天的排毒很重要,保持大便通畅,便秘病人应吃富有纤维素的食物,或者每天喝一些蜂蜜水。

乳腺癌——都市女性杀手

乳腺癌是女性最常见的恶性肿瘤之一,是发生在乳房内最多的恶性肿瘤,早期为无痛性单发的小肿块,质硬,表面不光滑,组织界限不清,不易被推动。无自觉症状,多数被患者无意中发现。乳癌肿块增大时,则与皮肤粘连,局部皮肤可凹陷,呈橘皮样。癌肿侵犯乳管时,可使乳头回缩。

有状况早知道

一般情况下,患病的乳房内可触及肿块,大小如蚕豆状,较硬,可活动。通常无明显疼痛,少数有阵发性隐痛、钝痛或刺痛感。乳房外形发生改变,长肿块处的皮肤可见到隆起,有的局部皮肤呈现橘皮状,甚

· 119 ·

至水肿、变色、有湿疹样变化等。乳房皮肤有轻度的凹陷,有的皮肤有增厚变粗、毛孔增大现象。乳头接近中心处会伴有乳头回缩,乳头糜烂、乳头不对称,挤压时出现溢液。患病的乳房一侧会出现同侧腋窝淋巴结肿大,如果在锁骨上淋巴结肿大就已属晚期。

有些早期乳腺癌患者可能并不能在乳房部触摸到明确的肿块,但依然会常有不适感,特别是绝经后的女性,有时会感到一侧乳房轻度疼痛,或一侧肩背部发沉、酸胀不适,甚至牵及该侧的上臂。

诱发因素

任何癌症的诱因都是复杂多变的,对于乳腺癌的发病原因,现在也只是大致归结为年龄因素、遗传因素以及一些不良生活习惯而导致其发病的可能。

乳腺癌的发病率一般是随着年龄的增长而上升的,20岁前少见,但20岁以后发病率迅速上升,45~50岁较高,但呈相对的平稳,绝经后发病率继续上升,到70岁左右达最高峰。死亡率也随年龄而上升,在25岁以后死亡率逐步上升,直到老年时始终保持上升趋势。还有就是月经初潮年龄早于13岁的,发病的危险性会更大;绝经年龄大于55岁者比小于45岁的危险性更高。以及初产年龄越大,患病危险性会随着怀孕年龄推迟而逐渐增高;而初产年龄在35岁以后者的危险性高于无生育史者。

关于遗传因素的说法,就是家族直系家属中有女性患乳腺癌史者,其患乳腺癌的危险性可能是正常人群的2~3倍。

平时生活中有嗜酒、抽烟习惯的,平时饮食又大量摄入脂肪者,也会大大增加患乳腺癌的几率。一些女性在绝经后会补充雌激素,但是在更年期长期服用雌激素的话会增加乳腺癌的危险性。对于绝经期后女性,体重突然增加也可能是发生乳腺癌的重要危险因素。

另外,一些其他乳房疾病若没有得到及时有效的治疗,造成病情恶化也会导致癌变的发生。

自我检查有门道

我们每个人都会"谈癌色变",避之不及,就是身体再不健康,也很少有人会想到自己某一天可能会与癌症扯上关系,而一旦得知患上癌症时,多数都已到了被动的局面。而对于女性疾病中最常见的乳腺癌,我们绝对可以主动地做到早发现、早治疗,以免发展到无法控制的地步。所以女性在日常生活中要经常做一做下面的乳房自我检查,以便将癌症的苗头扼杀在"萌芽状态"。

1.将双手高高举过头顶,观察乳房皮肤是否有凹陷或溃烂,乳头是否有分泌物并从正面、侧面等各个角度观察乳房的形状。

2.用手指大范围地抚摸乳房,轻轻按压乳房,感觉是否有硬块。

3.右臂自然垂下,将左手伸入腋下,看看是否摸得到淋巴结;同样的方法检查左侧腋下。

4.在明亮的光线下,面对镜子,双臂下垂,观察两边乳房的弧形轮廓有无改变,是否在同一高度,乳房乳头、乳晕皮肤有无脱皮或糜烂,乳头是否提高或回缩,然后双手叉腰,身体做左右旋转状继续观察以上变化。

5.仰卧在床上,左手放在头后方,用右手检查左乳房,手指并拢,从乳房上方顺时针逐渐移动检查,按照外上、外下、内下、内上、腋下顺序,系统检查有无肿块,注意不要遗漏任何部位,不要用指尖压或是挤捏,检查完乳房后,用食指和中指轻轻挤压乳头,观察是否有分泌物。同理检查右乳房。

通过上面的检查,如果发现肿块或其他异常,要及时到医院做进一步检查确诊。

防癌一二三

虽说女性都有患乳腺癌的危险,但只要具备一些预防乳腺癌的基本知识,坚持做到以下几点,必能远离乳癌的威胁。

多吃蔬菜和水果 过于肥胖或体重突然增加都有可能导致乳腺癌。因此平时应少摄取动物性脂肪,多吃蔬菜、水果、谷类和豆类,进而减少身体中可能导致乳腺癌的雌激素,降低乳腺癌的发生率。

养成运动好习惯 多做运动不仅有益身体健康,还能预防乳癌的发生。据统计,经常运动的女性,患乳癌的几率比不运动的女性低30%。

定期作乳房检查 年龄在20~40岁的女性,在每月月经过后一周内做一次乳房自检;每隔2年,要到医院去做一次专业的乳房检查;年龄在40~49岁间的女性,除每月定期做乳房自检外,最好每年做一次专业性的乳房检查;年龄在50岁以上的女性,每月应定期做乳房自检,且须每年做一次临床乳房检查和乳房X光摄影。

爱胸有禁忌

随着人们对生活品质追求的提高,现代女性越来越注重乳房的保健、养护及美化。然而不少女性缺乏乳房护理知识,结果不仅没有科学地加以养护,反而刺激、伤害了它,造成不良后果。这里,就介绍一些在乳房养护过程中的禁忌:

禁忌一 忌受强力挤压。柔软的乳房是最忌讳被挤压的。乳房受外力挤压,一是会使乳房内部软组织受到挫伤,或使内部引起增生;二是受外力挤压后,较易改变外部形状,使上耸的双乳下塌下垂等。因此女性在睡觉时姿势以仰卧为佳,即便是侧卧也不要长期向一个方向侧卧,这样不仅易挤压乳房,也容易引起双侧乳房发育不平衡。

禁忌二 过度节食。乳房的内部组织大部分是脂肪,只有乳房内脂肪的含量增加了,乳房才能得到正常发育和滋养。有些年轻女性,一味地追求苗条,不顾一切地节食,或者天天都以素菜为主,结果使得乳房不能得到足够的营养,干瘪无形,这样再怎么做其他养护措施也于事无补。

禁忌三 忌乳头、乳晕部位不清洁。女性乳房的清洁十分重要,长时期不清洁会引起麻烦,如出现炎症或造成皮肤病。因此,必须经常清洁乳房。

禁忌四 洗浴不得法。忌用过冷或过热的浴水刺激乳房。乳房是娇弱的,周围微血管密布,受过热或过冷的浴水刺激都是极为不利的。如果选择坐浴或盆浴,更不可在过热或过冷的浴水中长期浸泡。否则,会使乳房软组织松弛,还会引起皮肤干燥。

禁忌五 忌佩戴的胸罩不合适。佩戴了不合适的胸罩,或干脆不佩戴胸罩都是不正确的。要知道选择合适的胸罩是保护双乳的必要措施,切不可掉以轻心。那么要选择型号适中的乳罩该怎样做呢?首先,佩戴的胸罩不可有压抑感,即胸罩不可太小,应该选择能覆盖住乳房外沿的型号为宜。其次,胸罩的肩带不宜太松或太紧。再有就是胸罩凸出部分间距适中,不可距离过远或过近。另外乳罩的制作材料最好是纯棉的,不要选用化纤织物。

有些少女常常不佩戴胸罩,认为乳房未长成,故不必佩戴。其实这是错误的,若长期不佩戴胸罩,不仅乳房易下垂,而且也容易受到外部损伤。只要胸罩选择合适,就不会影响乳房的发育,对乳房是有利无害的。

禁忌六 缺乏锻炼。对于乳房组织已健全的女性，适当做些丰乳操，轻度按摩一下乳房是十分重要的。做丰乳操是进行乳房锻炼的一个好方法。虽然，锻炼的本身并不能使乳房增大，因为乳房内并无肌肉，但锻炼的目的是使乳房下胸肌增长，胸肌的增大会使乳房突出，看起来乳房也就似乎更加丰满了。

禁忌七 忌用激素类药物丰乳。由于女性卵巢本身分泌的雌激素量比较多，如果再长期选用雌激素药物，虽然可以促使乳房发育，但却同时潜伏着一些极不利的危险因素。因为体内如果雌激素水平持续过高，就可能使乳腺、阴道、宫颈、子宫体、卵巢等患癌瘤的可能性增大。

禁忌八 长期滥用"丰乳膏"。有些爱美的女性，为了健美乳房，常用一些含有较多雌性激素的丰乳膏，涂抹在皮肤上可被皮肤慢慢地吸收，进而使乳房丰满、增大。但是长期使用或滥用这种丰乳膏会给女性的健康带来很多危害，比如引起月经不调，色素沉着，产生皮肤萎缩变薄，使肝脏酶系统紊乱，胆汁酸合成减少，形成胆固醇结石等。因此，一定要慎用丰乳膏，特别忌长期使用。

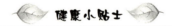

健康小贴士

生活中可多吃一些益于乳房健康的食物，如木瓜、莴笋、松仁、核桃、黄豆、青豆、黑豆和枸杞等。

Chapter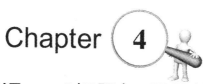

月经不调——"好朋友"需呵护

做女人难，做职场女性更不容易。每个月的"那几天"有多少人能轻松度过？"好朋友"来时，身体可能要承受各种不适，若没有如期而至又会恐慌，担心会不会是出什么问题了。月经不调想必已是每个职场女性都会经历的烦恼。

长期承受工作压力，加上不规律起居饮食都会让职场白领们遭遇"另类月经"。本该准时来的"好朋友"可能会爽约，要么就是赖着不走，一拖就延长好几天，有时一个月里还来个二次袭击。这都是月经失调的表现。职场白领们由于工作压力大，过度思虑，加上生育越来越迟，没时间好好吃饭，或者盲目节食减肥，为了美要风度不要温度，这些都是月经不调的罪魁祸首。

一个同学的朋友来找我，说她这个月的月经很不正常。她说近两个月来由于工作原因需要到处出差，食无定时，居无定所。旅途的疲劳和繁重的工作压力让她感到体力不支，月经周期也改变了，从上个月开始，月经量明显增多。当时因为出差在外地，就没去看医生。可到了本月，不仅月经量多，出血时间也延长了。这就是由于精神压力和身体的疲劳造成了内分泌紊乱而导致的月经不调。

月经不调是常见的妇科病，表现为月经周期出血量异常，或是月

PART.3
职场女人更应"爱惜"自己

经前、经期时的腹痛及全身症状。月经不调会导致各种疾病,如子宫肌瘤、卵巢囊肿、乳腺病、黄褐斑、雀斑、月经性关节炎、月经性皮疹、子宫内膜移位、宫颈炎等。那么怎么样就算是月经失调了呢?通常会有以下几种情况:

1.月经周期提前或错后 7 天以上,或先后无规律出血。

2.月经量少或点滴即净。

3.月经量多或行经时间超过 8 天以上。

4.闭经,3 个周期以上没有来月经。

月经不调会给女性健康带来威胁,那么生活中哪些因素会导致月经失调呢?首先寒冷刺激是最常见的原因。过凉的刺激会使盆腔内的血管过分收缩,从而引起月经过少甚至闭经。因此,女性在日常生活中要防寒避湿,起居有规律,避免劳累过度,尤其是经期快到的前一周要注意保暖。

不良的情绪也是导致月经失调的罪魁祸首。长期的精神压抑、生闷气或思虑过度,都可导致月经失调或痛经、闭经。因为月经是卵巢分泌的激素刺激子宫内膜后形成的,卵巢分泌激素又受脑下垂体和下丘脑释放激素的控制,所以当我们的精神也就是大脑受到不良的刺激后,就会影响到月经的变化。

过度减肥,盲目节食也可导致月经不正常。人体的体内脂肪至少达到体重 22%,才能维持正常的月经周期。若过度节食,会导致机体能量摄入不足,造成体内大量脂肪和蛋白质被耗用,致使雌激素合成出现障碍而影响月经来潮,使经量稀少甚至闭经。因此,追求身材苗条的女性,切不可过度地节食,而影响健康。

再有就是吸烟嗜酒会造成月经失调。酒精和烟雾中的某些成分可以干扰与月经有关的生理过程,引起月经不调。每天吸烟 1 包以上或饮高度白酒 100 毫升以上的女性中,月经不调者是不吸烟不喝酒女性的 3 倍,因此女性最好不要抽烟嗜酒。

中医一般将月经不调归纳为月经先期、月经后期、月经过多或月经过少四种情况。但临床上往往不是单纯一种症状出现,如月经过多常与月经先期并见,月经过少常与月经后期并见。

月经先期或和月经过多,常由血热而热扰冲任,或气虚不能统摄血液,以及肾虚冲任不固所致。属于血热者,又应区分实热、虚热。常见证型有:

阴虚血热型 表现为月经提前,月经量不多,颜色鲜红质稠,伴有面部潮红,手足心热,盗汗,心烦失眠,口干,舌红少苔或无苔,脉象细数。治疗时宜滋阴清热凉血。

阳盛血热型 表现为月经提前,月经量多,颜色鲜红或紫红,伴有面部赤红,烦躁易怒,口渴,舌红,苔黄,脉象滑数。治疗时宜清热凉血。

肾虚不固型 表现为月经提前,月经量有多有少,颜色暗淡,质稀薄,伴有腿脚无力,腰脊酸痛,舌淡,脉象细弱。治疗时宜补肾固冲。

气虚不摄型 表现为月经提前,月经量多而颜色淡,质清稀,伴有神疲乏力,心悸气短,食欲不振,面色苍白,舌淡苔薄,脉象细弱无力。治疗时宜补气摄血。

而月经后期或和月经过少,常由久病失血或产后耗伤精血;月经期过食生冷或受凉,血为寒凝;精神抑郁,情志不畅,气滞血郁等引起。常见证型有:

血虚型 表现为月经推迟,量少色淡,质清稀,伴有失眠,眩晕,心悸,面色苍白,神疲乏力,舌淡,脉弱无力。治疗时宜补血益气。

肾虚型 表现为月经初潮较迟,经期延后,量少,色正常或暗淡,质薄,伴有腰酸背痛,舌正常或偏淡,脉沉。治疗时宜补肾养血。

血寒型 表现为月经推迟,量少色暗,有块,或色淡质稀,伴有小腹冷痛,得热则减,或畏寒肢冷,小便清长,大便稀薄,舌淡,苔薄白,脉沉紧或沉迟无力。治疗时宜温经散寒。

气郁型 表现为月经推迟,量少色暗有块,排出不畅,伴有少腹胀痛,乳胀胁痛,精神抑郁,舌正常或稍暗,脉弦涩。治疗时宜行气活血。

你的"好朋友"正常吗

每月一次的"好朋友"是否正常,需要你留心关注,可以从"她"光临的时间、长短、多少以及颜色来辨别。一旦发现不正常了,就要及时就医检查。

一般女性的月经周期是28~30天,但是也有人40天来一次月经。但只要有规律性,均属于正常情况。另外,月经容易受多种因素影响,所以提前或错后3~5天,也是正常现象。如果这次月经周期是20天,下次是40天,而且经常出现这样情况,或者有的人月经来1~2天,过10多天又来1~2天,失去了周期性,这就算是月经失调了。

女子的月经期大约是3~5天。一般行经的规律是第一天经血不多,第二天、第三天增多,以后逐渐减少,直到经血干净为止。这是因为第一天子宫内膜脱落刚刚开始,第二天、第三天子宫内膜脱落增多,出血量也增多了,子宫受到刺激,加强收缩,把大量经血排出。有的人经血干净了以后,过一两天又来了一点,俗称"经血回头",这也不是病,而是一种正常现象。但是,有的女子经期长达10~20天,月经淋漓不尽,而有的经期极短,只是一晃即过。这两种现象都是不正常的。

女子月经量的多少因人而异，一般是 20~100 毫升。一般每天换 3~5 次卫生巾，就算是正常。如果经血量过多，换一次卫生巾很快就又湿透，甚至经血流淌不止，这就不正常了。经血长期过多会引起贫血，应查明原因，进行治疗。

正常的血是暗红色的，血中混有脱落的子宫内膜小碎片、宫颈黏液、阴道上皮细胞，无血块。如果经血稀薄如水，仅有点粉红色，或者经血颜色过深，发黑发紫，则是不正常的。如果经血完全是凝血块，也不正常，可能另有出血的部位，应及早就医。

呵护你的"好朋友"

既然女性天生就要拥有这样一个"好朋友"，那就要对"她"负起责任来，呵护"她"就是呵护自己的健康。

女性在经期要防止受到寒凉的刺激，避免被雨淋、涉水、游泳等，饮食上要注意吃温热的食物，不要吃生冷以及辛辣刺激性的食物，而且不要饮酒抽烟。

要学会调节自己的情绪，因为月经期经血下泄，阴血偏虚，肝气偏盛，情绪易于波动。若出现忧思、惊恐、悲伤、愤怒的情绪，都可能引起气血失和而发生月经先期、月经过多、痛经、闭经等症状。因此经期要保持心情舒畅，情绪稳定，以免加重经期不适或月经病的发生。

另外，经期时要避免过度劳累。过于疲劳会使气血两虚，使月经量过多、经期延长，甚至崩漏等。所以经期不宜过度劳累或参加剧烈体育运动。

保持清洁也很重要，经期洗浴时不宜用盆浴，也不宜清洁阴道，更要暂停性生活，以免感染湿热邪毒、病虫而发生妇科病。同时注意外阴

PART.3 职场女人更应"爱惜"自己

清洁,卫生巾和内裤要勤更换。

按摩疗法

◆先取仰卧位,以右手掌先揉按腹部的气海穴约 1 分钟,再以右手拇指依次点按双侧下肢的三阴交穴,每穴点按 1 分钟,最后用手掌按摩小腹部约 1 分钟。

气海穴位于下腹部,肚脐直下 1.5 寸即二横指处;三阴交穴位于小腿内侧,足踝尖上 3 寸(四指宽),胫骨内侧后缘。

◆右手半握拳,拇指伸直,将拇指腹放在关元穴,适当用力揉按 1 分钟左右。

关元穴位于下腹部,肚脐直下 3 寸即四横指处。

◆两手叉腰,将拇指按在同侧肾俞穴,其余四指附在腰部,适当用力揉按 1 分钟。

肾俞穴位于第二腰椎和第三腰椎棘突之间,旁开 1.5 寸。

饮食疗法

◆黑木耳红枣茶:黑木耳 30 克和红枣 20 枚共煮汤服之。每日 1 次,连服。可补中益气,养血止血。主治气虚型月经出血过多。

◆浓茶红糖饮:将茶叶放入锅中,倒入适量清水煮沸。然后去渣,放入红糖拌匀后饮每日 1 次。可清热、调经。主治月经先期量多。

◆山楂红糖饮:将生山楂 50 克放入清水中煎煮,去渣后,放入 40 克红糖,拌匀趁热饮。可活血调经,主治妇女有经期错乱。

◆山楂红花酒:将山楂 30 克和红花 15 克,放入 250 克白酒中浸泡 1 周。每次饮 30~45 克,每日 2 次,视酒量大小,不醉为度。可活血化淤。主治经来量少、紫黑有块、腹痛。

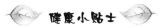

健康小贴士

在用按摩疗法时,月经期间最好停止按摩,按摩应在月经前后一个星期进行,效果更为显著。

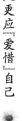
PART.3 职场女人更应「爱惜」自己

Chapter **5**

阴道炎——女性的难言之隐

　　成熟女性大多都有被一些妇科疾病困扰的经历。然而由于传统的观念，一些女性羞于提起，使病情恶化，其实这是再正常不过的事情。不要再继续遮遮掩掩了，面对它、正视它然后才能够快速有效地解决它。

　　阴道是女性月经流出的通道，是新生命娩出的路径。然而在诸多恼人的妇科疾病中，阴道炎可以说是排在了前几名的。由于阴道的构造"精巧细致"，女性在任何时候都应该非常细心地呵护。出了问题要马上向专科医生咨询，不要自己道听途说乱用药，以免使情况恶化。

　　我的一个同学是妇科大夫，她就遇到过一些"自以为是"的病人。有一个30岁的女士，因为感觉下体瘙痒有一段时间了，但又不好意思咨询别人，于是上网自己查，然后在一个帖子的提示下，她去药店买了药，网上说这种药可以治好阴道炎。但用了好几天，下体瘙痒非但没有止住，反而越来越严重，于是她不得不去求助医生。她通过网络倒是确认了自己是患的阴道炎，但由于没有专业的指导而用错了药，使病情恶化。

　　阴道炎在临床上以白带的性状发生改变以及外阴瘙痒灼痛为主要临床特点，感染累及尿道时，也可有尿痛、尿急等症状。阴道炎分很多类型,一般常见于年轻女性的阴道炎有：月经性阴道炎,蜜月性阴道炎,化脓性阴道炎,单纯性阴道炎,滴虫性阴道,霉菌性阴道炎等。

月经性阴道炎 多由月经期间不注意经期卫生，特别是使用不干净的月经用品致使外阴受不洁之物污染引起。主要表现为会阴部有下坠和灼热感,阴道分泌物增多。

蜜月性阴道炎 多见于新婚女性。主要由于不注意性器官和性生活卫生引起。主要表现为白带增多,阴道内外痒痛,黏膜红肿。

化脓性阴道炎 多见于阴道撕裂或产伤的妇女。主要表现为白带增多,呈黄脓样,带有腥味,阴道有灼热和痛感,黏膜红肿。

单纯性阴道炎 最容易导致单纯性阴道炎的原因是产后、流产后损伤,长期使用子宫托等机械性刺激或化脓菌的感染。此外,子宫或子宫颈的感染性分泌物经常刺激阴道黏膜也可引起单纯性阴道炎。

滴虫性阴道炎 滴虫性阴道炎是由阴道毛滴虫引起的妇科常见病。阴道毛滴虫是一种鞭毛虫,在妊娠期和月经来临前后,阴道 pH 值升高,可使阴道毛滴虫的感染率和发病率升高。它既可以通过男性携带者在性交过程中直接传染给女性,又可通过浴池、游泳池间接进行传染。

霉菌性阴道炎 霉菌性阴道炎是由霉菌中的一种白色念珠菌感染而引起的,和滴虫恰恰相反,这种念珠菌在酸性环境中特别容易生长,一般是通过接触传播。

阴道炎用药有雷区

一些女性得了阴道炎,常常自行用药,认为是炎症就要用抗生素,但有时抗生素治疗后情况却越来越糟糕。药物治疗阴道炎可并不是一件简单的事,有很多"雷区"是不可碰的。

滥用抗生素 很多女性确认自己患了阴道炎后，马上开始服抗生素。其实，过多使用抗生素的直接后果是使病菌产生耐药性，破坏阴道菌群间的平衡制约关系，导致真菌生长旺盛，使治疗周期不断延长，疾病得不到有效治疗。特别是在真菌感染时使用抗生素，更会加重感染症状。

自行停药 很多女性在用药治疗的过程中，自己感觉症状好转了，白带正常了，就认为是病已治愈，于是赶快停药。过了几天，感觉不舒服了，又再用几枚药，致使阴道炎反反复复。事实上，治疗阴道炎有较为严格的疗程。不遵守疗程用药，感染大多会再次反弹，不规律地用药还会形成耐药性，增加治疗难度。

擅自用药 阴道栓剂并不能治疗所有的阴道炎，药用错了反而会起到相反作用。比如急性滴虫、真菌感染时，不能使用治疗宫颈炎、乳头状瘤、尖锐湿疣等腐蚀性的阴道栓剂，因为使用这些栓剂，本身就会有不适感，会有阴道分泌物增多、上皮组织脱落、外阴刺激等症状，从而加重病情。要知道阴道炎有好多种，不同的阴道炎用药不同。因此，买药前首先要知道所患疾病的类型，正确选药。最好是去医院，让医生根据你的情况，选择合适的药物进行治疗。而且，医生还会告诉病人正确的用药方法和疗程，避免耐药性产生和病情反复等不良反应。

乱用洗液 有些女性长期使用各种洗液(包括药物和清洁类)清洗下身，还有些女性甚至在沐浴时用自来水冲洗阴道，这些都是不可取的。女性阴道为酸性环境，有自洁作用。长期使用各种洗液冲洗阴道，会杀死对身体有益的阴道杆菌，降低局部抵抗力，增加感染机会。

给私密处一个和谐的环境

阴道中生活着大量的菌群来维持阴道环境的健康，这些阴道菌群之间彼此制约,才使病理细菌不能有所作用。假使这种平衡被破坏,有害细菌得以繁殖,就会引起各种阴道炎。因此每个女性都要修习避免阴道菌群失调的课程。

首先,生活中要注意个人卫生,保持外阴清洁干燥;选择纯棉内裤,并勤洗换内裤,洗后的内裤要放在太阳下暴晒,不要晾置于卫生间内;不与他人共用浴巾、浴盆;患病期间用过的浴巾、内裤都应煮沸消毒后再使用。清洁阴部时,不要滥用"洗液"。滥用洗液,是导致女性阴道菌群失调的最重要原因。此外,不少女性每天冲澡时会用香皂、沐浴露连带着外阴一块儿清洗,时间一长,会导致外阴干燥,从而破坏阴道菌群平衡。其实呵护私密处的最好方法,是每天用温开水清洗,少接触香皂等沐浴品。而用洗液清洁私密处更容易破坏阴道内环境的酸碱性、扰乱正常菌群,进而引发或加重各种阴道炎症。

对于经常坐办公室的女性,不要久坐,尽量不穿紧身裤,少用护垫。因为长期久坐、穿紧身裤、用护垫,会导致女性私密处经常处在潮湿、温暖的环境下,再加上空气流通差、散热难等,特别适合霉菌生长,久而久之,就会使阴道菌群失调。特别是有些护垫还添加了消炎、杀菌等药物成分,对健康女性而言,在杀灭阴道致病菌的同时也会损伤有益菌,反而造成阴道菌群紊乱。

如果生病,不要自行滥用抗生素,抗生素的副作用很多,除了会产生耐药性及损害肝、肾、造血系统外,对女性的最大危害就是能引发阴道菌群失调——杀灭乳酸杆菌,而滋生霉菌。在治疗阴道炎期间最好不要进行性生活,或者采用避孕套以防止交叉感染。如果反复发作,就要让爱人一同去医院做相关检查。月经期间宜避免阴道用药及坐浴。

饮食上要清淡,忌辛辣刺激,以免酿生湿热或耗伤阴血。注意营养均衡全面,增强体质,以驱邪外出。另外,要少吃甜食,因为过多地吃甜食,会导致体内糖分过多而产生大量的酸,从而改变女性阴道内正常的弱酸性环境,造成霉菌过度滋生、繁殖。平时要坚持运动锻炼。当女性身患感冒等疾病时,身体抵抗力下降,阴道内霉菌等致病菌就会"抬头"。因此,要经常参加体育锻炼,增强体质,提高自身的免疫力。

对于患有阴道炎的女性更要保持平和的心态和稳定的情绪,有必要时可根据情况进行心理治疗。

饮食疗法

◆白果乌鸡汤:将乌鸡处理干净,取白果 10 枚、莲子肉 30 克、糯米 15 克以及胡椒,洗净后装入乌鸡腹腔内,封口,放至炖盅内并加盖,隔水用文火炖 2~3 小时,至鸡熟烂,调味后食用。此汤可治细菌性阴道炎,证属脾肾两虚,症见形体消瘦,面色萎黄,气短体倦,腰膝酸软,带下量多。

◆马齿苋饮:将马齿苋 50 克洗净,切小段,搅拌机榨取鲜汁,倒入碗里,加入 25 毫升蜂蜜调匀,隔水上火炖熟即可,分 2 次饮用。可清热解毒,利湿止带,主治细菌性阴道炎,证属湿热或热毒内盛者。

◆秦皮乌梅汤:将秦皮 12 克和乌梅 30 克加适量水煎煮,去渣取汁,临服用时加适量白糖调味。早、晚空腹服,每日 1 剂,连服 5 日。可清热利湿杀虫,主治滴虫性阴道炎,症见带下黄臭,阴痒。

健康小贴士

阴道炎患者要多吃些利湿的食物,如冬瓜、西瓜、赤小豆、薏米等,而少吃那些助长湿热的水产品,如桂鱼、黄鱼、带鱼、虾、蟹等。

Chapter 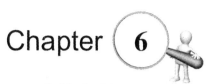 6

宫颈炎——成熟女性不可不在意

子宫是女性独有的器官,承担着孕育生命的伟大职责,然而它也是成熟女性最容易发生问题的器官。忙碌的办公室白领们常常在电脑前从早坐到晚,致使阴部不透气,这很有可能就会"憋坏"子宫宫颈。养护一个健康的子宫对于女性可以说是人生的必修课。

宫颈炎是成熟女性常见的一种病,对于长时间坐在电脑前的办公室一族来说,被宫颈炎威胁的机会更大。因为长时间坐着不动会导致盆腔充血,使附件和宫颈的血液循环不畅通,而且阴部长时间不透气,宫颈就容易出现问题。然而宫颈自身并不会感觉到疼痛,因为宫颈神经支配属于内脏神经系统,对疼痛根本不敏感,即便是有了炎症等问题,女性自身也往往不能及时发现,容易忽视,从而导致病情的严重。

曾有一名宫颈炎患者,她说自己知道有这个问题,但她听说这种妇科疾病在成熟女性中相当普遍,所以自己就没在意,再加上那一阵子工作特别忙,也就没有采取治疗措施。可后来她发现自己的白带忽然增多,而且还有一股难闻的异味儿,终于在公司组织的一次体检中查出了是宫颈癌,这使后来的治疗难度大大增加。

宫颈炎是常见的一种妇科病,有急性和慢性两种。急性宫颈炎常与急性子宫内膜炎或急性阴道炎同时存在,但以慢性宫颈炎多见。慢性宫颈炎多于分娩、流产或手术损伤子宫颈后,病原体侵入而引起感染。主要症状是白带增多,白带呈乳白色黏液状,有时为黄色或脓样,伴有息肉形成时,可产生血性白带或性交后出血。当炎症扩散到盆腔时可有腰骶部疼痛、下腹坠胀和痛经。这些症状在月经前后、排便和性交后加重。有时还伴有尿频、排尿困难以及月经不调、不孕等。

子宫对于女性的健康有着重要的意义,除了能够孕育新生命,它还承担着分泌多种激素来维持女性内分泌稳定的职责。而很多女性对宫颈炎的认识不足,认为只要是已婚女性多多少少都会有这种问题的,平时也不会影响工作和生活,从而导致病情恶变。其实宫颈炎如果不及时治疗,其危害性是很严重的,它会造成宫颈糜烂、宫颈肥大、宫颈息肉、宫颈腺体囊肿、宫颈内膜炎等,其中以宫颈糜烂最为多见。而宫颈糜烂与子宫颈癌有密切的关系,患宫颈糜烂的患者,宫颈癌的发生率大大高于无宫颈糜烂患者。因此,一旦知道自己有宫颈炎症时,就要积极地治疗,将癌变的可能扼杀在萌芽状态。

造成宫颈糜烂的原因有很多,通常有以下几个方面:

性生活不洁 女性的处女膜相当于一道屏障,有保护作用,阴道内微生态环境处于平衡,即使有病菌入侵,也难以兴风作浪,所以很少发生宫颈糜烂。一旦有了性生活,阴道相对处于一种"开放"状态。发生性生活时阴茎与宫颈有着直接接触,如果男性不注意性生活卫生,可能直接把病菌带入阴道,感染宫颈,而对已患宫颈糜烂的女性来说,则可加重其宫颈炎症,扩大糜烂面,严重时还会出现性生活出血。所以在性生活前一定要说服男性清洗外生殖器。

多次人工流产 人工流产次数过多会造成不同程度的宫颈损伤,从而给病菌可乘之机,引发宫颈炎。由于炎症的刺激,局部分泌物增加,宫颈长期浸渍在炎性分泌物内就会引起糜烂。因此育龄女性一定要做好避孕工作,避免多次人流给宫颈造成伤害,防止宫颈糜烂的发生。

清洁过度 有些女性过于讲究卫生,经常用各种洗液清洗阴道,结果适得其反。因为这样做不仅会影响阴道正常菌群的生长,使其抑制病菌的作用下降,也可造成不同程度的宫颈上皮损伤,最终出现糜烂。因此要维护女性生殖道的天然防线,不破坏阴道内的生态平衡,就只用流动的清水冲洗阴部即可。

性生活频繁 多个性伴侣、性生活频率过多(每周4次以上)、经期性生活等,也是宫颈糜烂不可忽视的原因。

 小测试

你是被宫颈炎盯上的人群吗?宫颈疾病也有高发人群,有以下特点的人就要定时检查,让自己尽可能远离宫颈炎。

1.出现白带异常、外阴瘙痒、下腹坠痛、腰酸乏力、月经不调等症状者。

2.性生活史3年以上者。

3.经常及不定期服用避孕药者。

4.有2个以上性伴侣者。

5.有过流产史者。

6.已生育女性。

7.偶有不正常症状出现,一直未就医者。

远离炎症,拒绝"糜烂"

前面已说过,宫颈炎最常见的就是宫颈糜烂,对于成熟女性来说可能不能避免,但在生活中也可以尽量降低感染的几率。比如平时注意性生活的卫生,适当控制性生活,月经经期不要进行性生活。要采取有效的避孕措施,降低人工流产的发生率,以减少人为的创伤和细菌感染的机会。定期做妇科检查,以便及时发现宫颈炎症,及时治疗。如果月经周期过短、月经期持续较长者,都要给予重视、积极治疗。产后若发现宫颈裂伤一定要及时缝合。

这些措施是完全可以做到的,因此远离宫颈炎症,也并非难事。

小心治疗误区

宫颈炎已成为成熟女性中的常见病,很多人都认为这没有什么大不了的,于是就去药店买药进行自我治疗,但若走入用药误区就会造成不良后果。

不可大量使用抗生素 多数妇科药品中都含有抗生素,过多地服用这类药品,会直接导致病菌产生耐药性,使真菌生长旺盛,而破坏阴道菌群间的制约关系,从而使治疗周期不断延长,不断增加药品剂量,而造成疾病得不到有效治疗反而更加严重。

不可长期使用高锰酸钾类溶液洗下身 众所周知,高锰酸钾是一种强氧化剂,有很好的杀菌消毒作用,对于治疗炎症有一定的效果。但有些过于讲究干净的女性,没病也经常使用高锰酸钾类溶液清洗,这反而对健康不利。经常用高锰酸钾液体,不仅会刺激和腐蚀外阴皮肤和阴道黏膜,还会吸收该处水分,造成阴部皮肤干燥。另外,健康女性阴道内生存着大量有益的阴道杆菌,如果长期使用高锰酸钾溶液,就会杀死大量阴道杆菌,使阴道失去酸性环境,而更容易感染疾病。

按摩疗法

◆先把手掌搓热,然后用手掌向下推摩小腹部数次,再用手掌按摩大腿内侧数次,痛点部位多施手法,以有热感为度。最后用手掌揉腰骶部数次后,再用手搓 2~3 分钟,使热感传至小腹部。

◆双手握空拳,用拳背第二、第三掌指关节放在脾俞穴、胃俞穴,适当用力揉按 0.5~1 分钟。可健脾和胃,祛湿止带。

脾俞穴位于最后一根肋骨(第十二肋骨)与脊椎骨交结处(肋脊角)向上数,第二个脊突上,向两旁两指宽,左右各一穴;胃俞穴位于脾俞穴向下一个脊椎高度,向两旁两指宽,左右各一穴。

饮食疗法

◆杜仲粳米粥:将杜仲 30 克用干净的纱布包裹住,与 30~60 克粳米同煮为粥即可。每天 1 剂,连食 7~8 剂。

◆扁豆花白皮汤:将扁豆花 9 克与椿白皮 12 克均用纱布包好后,加水 200 毫升,煎 150 毫升,分次饮用。

◆韭菜根鸡蛋汤:将韭菜根 50 克洗净,鸡蛋 2 个打散,放入锅中加适量水煮沸,加 50 克白糖调味。可温补肾阳,固涩止带,适用于肾阳虚型。

健康小贴士

治疗宫颈炎过程在饮食上除了不可吃辛辣刺激性食物,还要忌海腥河鲜等发物,如海鱼、螃蟹、虾、蛤蜊、牡蛎等,这些不利于炎症的消退。同时还要忌甜腻厚味食物,如糖果、奶油蛋糕以及肥肉、蛋黄等,这些食物有助湿的作用,会降低治疗效果,而使病情迁延难治。

Chapter 7

盆腔炎——健康女人应"无炎"

有些职场女性由于工作性质，而不得不每天久坐于办公桌前。然而就是配备再柔软、再舒服、再高级的坐椅，也不能改变久坐的女白领们患上某些妇科炎症的命运。

现代都市白领女性很多都是出门以车代步，上班进了办公室打开电脑一坐就是 8 小时，一天下来活动的时间真是少得可怜。而正是由于坐的时间太久，缺少活动，各种不适症状甚至疾病也都接踵而来，比如"盆腔炎"。

一个患者刚刚 26 岁，她在一家公司做办公室文员，工作的繁忙让她有时连起身去倒一杯水的工夫都没有，就一直坐在电脑面前忙个不停。感到腰部酸痛时她也选择了忍耐，认为只是累的缘故，还安慰自己反正年轻，累点也不怕。直到最近她腰腹疼痛难耐，才不得不去医院检查，结果居然是得了盆腔炎。她十分纳闷，自己还没有男朋友，怎么会得这种妇科病？原来患上这病全因为自己长期久坐造成的。

在职场上像上面这位患者的情况并不少见，可以说盆腔炎在都市白领女性中间越来越"流行"。盆腔炎是指女性盆腔生殖器官及其周围的结缔组织、盆腔腹膜发生了炎症，包括子宫炎、输卵管卵巢炎、盆腔结缔组织炎及盆腔腹膜炎等，可一处或几处同时发病，是女性常见病之一。办公室女性长时间久坐，缺乏活动，完全可能导致血液循环减慢，使盆腔静脉回流受阻，淤血过多，从而引起盆腔炎。

那么患上了盆腔炎会有哪些症状呢？具体可能有以下几种表现：

1.月经期发病可出现经量增多、经期延长，非月经期发病可有白带增多。

2.慢性炎症形成的瘢痕粘连以及盆腔充血，可引起下腹部坠胀、疼痛及腰骶部酸痛，常在劳累、性交、月经前后加剧。

3.有些人症状并不明显，有时可有低热，易感疲劳。病程时间较长，部分患者可有神经衰弱症状。

4.由于盆腔淤血，患者可有月经增多，卵巢功能损害可有月经失调，输卵管粘连阻塞时可致不孕。

除了长期久坐容易引发炎症外，女性易得盆腔炎还有其他方面的诱因。比如经常穿着紧身裤，使阴道排泄物积聚在阴道处，引发阴道炎上行而造成盆腔炎。不注意经期卫生，使用不洁的卫生巾和护垫，经期盆浴、经期发生性生活等均可使病原体侵入而引起炎症。

另外，身体其他部位有感染而没有得到及时治疗时，病原菌可经血液传播而引发妇科炎症，多见于结核性疾病。一些发生在盆腔或输卵管邻近器官的炎症，如阑尾炎，也可通过直接蔓延引起输卵管卵巢炎、盆腔腹膜炎等。而对于分娩后的女性，或做过流产手术后，由于自身抵抗力暂时下降，病原体可趁机经生殖道上行感染，并扩散到输卵管、卵巢，甚至整个盆腔，而引起炎症。

中医认为，盆腔炎是因禀赋不足，摄生不慎，阴户不洁或劳倦过度所导致。具体分为五种证型：

热毒型 表现为发高烧,寒战,小腹疼痛,头痛,带下量多如脓、臭秽,尿黄便秘,舌质红,苔黄,脉滑数或弦数。

湿热型 表现为低热,小腹疼痛,口干但又不想喝水,带下量多色黄质稠,或赤黄相兼,舌质红、苔黄腻,脉滑数。

湿热淤滞型 表现为小腹胀痛,口苦口干,带下黄而稠,小便混浊,大便干结,舌黯红,苔黄或白,脉弦或弦数。

淤血阻滞型 表现为下腹持续疼痛,或月经不畅,量多有块,舌紫黯,或有淤斑淤点,苔薄,脉沉弦或涩。

冲任虚寒型 表现为小腹冷痛,喜暖,畏寒肢冷,带下量多色白质稀,舌质淡,苔薄白,脉沉细。

"无炎"女人才健康

对于忙碌的都市白领,平时工作和生活中该如何预防盆腔炎呢?只要生活中多注意,远离盆腔炎的困扰并非难事。

生活中要杜绝各种感染途径,保持会阴部的清洁干燥,每晚用清水清洗外阴,专人专盆,一般不必洗阴道内,也不必用太热的水和各种洗液等清洗外阴。平日要勤换内裤,尽量不要穿紧身、化纤质地的内裤。床上用品要与其他衣物分开单独清洗晾晒。

尽量减少人工流产术的创伤,做好避孕工作。坚持使用避孕套,避孕套不仅是避孕的好方式,而且也是保护女性免受盆腔炎痛苦折磨的好助手。在月经期或一些妇科手术后,阴道有流血,一定要禁止性生活,禁止游泳、盆浴,并要勤换卫生巾。如果没有需要则尽量避免不必要的妇科检查。

减肥或想保持身材的女性,不可以因为担心发胖,而单纯依靠不吃饭来瘦身,那样会使机体处于极度的虚弱状态。如果身体没有足够的营养补充,就会造成抵抗力急剧下降,从而引发各种不同类型的感染,包括盆腔炎等妇科病。

要坚持锻炼,参加各种方式的体育活动,尤其是跑步、登山等耐力运动,以增强身体抵抗力。利用一切可能的时间和机会,比如骑自行车上下班,坐公交车的提前两站下车步行到单位或家,工作间隙站起来活动一下筋骨等,都是保证身体维持健康状态的好办法。

另外,在饮食上要以清淡为主,多食富含营养的食物。对于患上盆腔炎的女性更要注意食物的选择。要多吃清淡易消化食品,如赤小豆、绿豆、冬瓜、扁豆、马齿苋等;多吃具有活血理气散结之功效食品,如山楂、桃仁、果丹皮、橘核、橘皮、玫瑰花、金橘等。适当补充蛋白质,如瘦猪肉、鸭、鹅和鹌鹑等。尽量少食生冷之物,如冷饮和凉性瓜果;忌食辛辣、刺激性食物,如辣椒、羊肉、狗肉等;也不宜食肥腻、寒凉黏滞食品,如肥肉、蟹、田螺、腌腊制品等。在治疗恢复阶段一定不要抽烟喝酒,并远离二手烟环境。

盆腔炎是女性常见的一种病,只要遵照医嘱积极治疗,完全可以治愈。你也可以在家里配合下面的几种按摩疗法和食疗法以促进疗效。

按摩疗法

◆身体平躺,用手指点按气海穴、三阴交穴、阴陵泉穴,每穴各半分钟。

气海穴位于下腹部,肚脐直下1.5寸(二横指)处;三阴交穴位于小腿内侧,足踝尖上3寸(四指宽),胫骨内侧后缘;阴陵泉穴位于膝盖骨的下方有两个凹陷,靠内侧的则为内膝眼,在此穴下三横指处,即为阴陵泉。

◆两手全掌相叠着力,以肚脐为中心,沿升、横、降结肠方向,自右向左旋转运摩,手法轻快、柔和反复进行3分钟。

◆俯卧在床上,让家人帮助点按肾俞穴、关元俞穴,每穴各半分钟。

肾俞穴位于大约在腰的高度,位于肋弓下缘水平线与脊柱交结处,距离脊柱两指宽,左右各一穴;关元俞穴位于第五腰椎棘突与第一骶椎之间,旁开1.5寸(两指宽)。

饮食疗法

◆土茯苓炖肉:100克猪瘦肉切块,取土茯苓50克、芡实30克、金樱子15克、石菖蒲12克,一同放入锅中,加清水适量,慢火煲汤,加食盐调味,饮汤食肉。随每日正餐服食。

◆荔枝核蜜饮:荔枝核30克敲碎后放入沙锅,加水浸泡片刻,小火煎煮30分钟,去渣取汁,待温热后调入20克蜂蜜,搅拌均匀即可。早晚2次分服。

◆皮红花茶:青皮10克晾干后切成丝,与红花10克同入沙锅,加水浸泡30分钟,开火煎煮30分钟,用洁净纱布过滤,去渣,取汁即成。当茶频频饮用,或早晚分2次服饮。

健康小贴士

在运用按摩疗法时,动作要轻柔,不可用力过度,尤其是对于腹部的按摩,力量要适度,感到舒服温热即可。

Chapter 8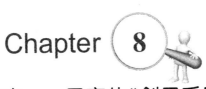

卵巢疾病——早衰的"刽子手"

女人一过三十，衰老就开始走近她们的生活，对于职场中的女性来说更是如此。上班时永远有做不完的工作，在公司应付完上司、客户，回到家还要扮演贤妻良母。工作和生活的操劳让各种衰老的迹象在她们的身上一一展现，而这些变化都源自女人所特有的卵巢。

30 岁以后的女性，就开始步入卵巢功能衰退期，曾经光洁的肌肤、窈窕的腰身、姣好的面庞，已渐渐地在她们身上消失。以前加班熬夜是稀松平常事，稍微休整就又精神焕发。可是现在，熬一次夜整个人就像大病一场，一副元气大伤的模样。究其原因就是因为卵巢的衰退引起了体内一系列的变化，使女性的容貌、身材和机体功能大不如前。

曾有一名患者，三十出头，她说自己最近总是小腹疼痛，而且还有些恶心。小腹疼已持续了数月之久，只是之前没有那么频繁，之前还觉得白带很多，经常觉得下身湿漉漉的，要经常换护垫。她以为是受凉的缘故，就多穿些衣服，坚持忙于工作。直到这几天疼的次数越来越多，让她无法正常工作，她才来看病。经过检查，原来是患上了卵巢囊肿。

卵巢是位于女性盆腔内的一对生殖腺，它主要有两种功能：一是产生卵子并排卵，体现其生殖功能；另一功能为合成并分泌激素，如雌激素、孕激素、雄激素等 20 多种激素和生长因子，控制着人体骨骼、免疫、生殖、神经等九大系统的 400 多个部位,维持这些器官的青春和活力。如果卵巢功能衰退就会导致身体发生一系列的变化,如阴道萎缩干涩、月经不调、性生活障碍和性冷淡;失眠、潮热、易怒、抑郁;体形发胖、小腹臃肿、臀部下坠;皮肤和毛发干燥、失去弹性、光泽减退;胃部不适、食欲减退、便秘;免疫力降低、容易感冒、感染炎症或患慢性病;易得颈椎病、风湿病、关节炎、骨质疏松症等;动脉粥样硬化、心肌缺血,甚至心肌梗死等症状。

而女性的卵巢又是脆弱的,会有各种卵巢肿瘤,卵巢囊肿就是卵巢肿瘤中一种表现形态。除此之外,卵巢癌更是危害女性健康的"沉默杀手"。

卵巢肿瘤——卵巢"病"起来也要命

卵巢肿瘤是发生在卵巢上的肿瘤,多见良性肿瘤,属于妇科常见病。良性卵巢肿瘤发展缓慢,初期并没有明显症状,往往在妇科检查时偶然发现。一般中等大肿瘤常感腹部不适,摸到肿块,由下腹一侧向上长大。一些较大肿瘤,腹部可触及肿块,会出现压迫症状,如尿频、便秘、气急、心悸等。

恶性肿瘤并不多见,早期也多无自觉症状,出现症状时往往病情已届晚期。由于肿瘤生长迅速,短期内可有腹胀,腹部肿块及腹水。肿瘤可能压迫神经引起腹痛、腰痛或下肢疼痛,若压迫盆腔静脉,可出现下肢浮肿,有的还会产生相应的雌激素或雄激素过多的症状。

卵巢为什么会长肿瘤?其原因很复杂。据统计,一些物质条件丰富较发达的地区,女性发生卵巢肿瘤的概率更大。这可能与饮食中高胆固醇有关。电磁辐射也会对卵母细胞造成不良影响而增加诱发卵巢肿瘤的机会。女性吸烟也可能与发病有关。

另外,卵巢肿瘤多发生于正值育龄但又未生育的女性,因为妊娠对卵巢肿瘤可能有对抗作用。而患有乳腺癌、子宫内膜癌的患者也多会并发卵巢肿瘤。

再有就是遗传和家族因素也是导致卵巢肿瘤的一大因素。据统计,约 20%~25%卵巢肿瘤患者的直系亲属中有肿瘤患者。

卵巢肿瘤对女性的健康有很大危害,因此平时要注意保护好卵巢,使卵巢远离侵害,以大大降低卵巢生病几率。

首先,改掉伤害卵巢的不良生活方式,如熬夜、过度减肥、偏食、喝酒、抽烟等。一些女性到了夏天特别爱吃冷饮,就算是生理期也照吃不误,而这最容易让身体受寒,导致身体阴阳失调,影响卵巢功能。此外过多地吃高脂高糖、低蛋白低纤维的快餐也将有损卵巢功能。

除了要改掉的不良生活习惯,还要坚持锻炼,经常运动,以保护卵巢,比如练习瑜伽,对于增强卵巢功能是非常有益的。平时养成规律的作息时间,避免长时间的高度紧张及精神刺激,保持乐观情绪及充足的睡眠。饮食宜清淡,要充分摄入全面的营养,但不宜食用过多的刺激性食物及海产品等。

此外,一定要重视妇科检查,不论是否觉得有没有异常,都应自觉、定时去做妇科检查,尤其是 30 岁以上,属卵巢疾病的高危人群,每年最少要做一次妇科检查。做好避孕工作,避免人流手术。对于育龄女性,其实生孩子是可以对卵巢起到一定保护作用的,一两年的怀孕期和哺乳期可以让卵巢休息两年。

如果卵巢出现了肿瘤,饮食上就要有所顾忌,有些吃了可以抵抗缓解病情,有些则需要完全忌口。比如说宜多吃具有抗卵巢肿瘤作用的食物,如海马、鳖、龙珠茶、山楂等;出血宜吃羊血、螺蛳、淡菜、乌贼、荠菜、藕、蘑菇、马兰头、石耳、榧子、柿饼等;感染宜吃鳗鱼、文蛤、针鱼、鲤鱼、麒麟菜、芹菜、芝麻、荞麦、油菜、香椿、赤豆、绿豆等;腹痛、腹胀宜吃猪腰、杨梅、山楂、橘饼、核桃、栗子等;禁忌葱、蒜、椒、桂皮等刺激性食物;忌肥腻、油煎、霉变、腌制食物;忌羊肉、狗肉、韭菜、胡椒等温热动血食物;最后还要忌烟、忌酒。

按摩疗法

◆足底部反射区:用拇指推、擦或点按肾上腺、肾、输尿管、膀胱、生殖腺等反射区。

肾上腺反射区位于双足足掌第二跖骨上端稍外侧;肾反射区位于双足足掌第二跖骨下端与第三跖骨下端关节处;输尿管反射区位于双足足掌自肾反射区至膀胱反射区的略成弧状的一个区域;膀胱反射区位于双足足掌内侧内踝前方,舟骨下方拇展肌旁;生殖腺反射区有两个区域,一位于双足足掌足跟中央,二位于双足外踝后下方呈三角形的区域内。

◆足内侧反射区:用拇指推或食指刮腰椎反射区和骶骨反射区。

腰椎反射区位于双足足弓内侧缘楔骨至舟骨下方;骶骨反射区位于双足足弓内侧缘距骨、跟骨下方。

◆足外侧反射区:用拇指推或食指外侧刮下腹部反射区和生殖腺反射区。下腹部反射区位于双足外侧腓骨后方,自外踝骨后方向上延伸四横指的带状区域。

卵巢癌——女性健康的致命威胁

卵巢癌是女性生殖器官常见的肿瘤之一,发病率仅次于子宫颈癌和子宫体癌而列居第三位。然而因卵巢癌致死者,却占各类妇科肿瘤的首位,对女性生命造成严重的威胁。因为卵巢癌一般发现时就已到晚期,发病隐蔽且发展迅速。因此了解卵巢发出的危险"信号"是很有必要的。

月经过少或闭经 若卵巢的正常组织开始被癌细胞破坏,感到全身不舒服时,可出现月经过少或闭经。

腹痛、腰痛 当卵巢中的肿瘤压迫到神经时可引起腹痛、腰痛,其感觉由隐隐作痛到钝痛,甚至很剧烈的疼痛。

腹胀 腹胀有时是卵巢癌的一大"警告",常在未触及下腹部肿块前即可发生。究其原因在于,肿瘤本身压迫,并在腹腔内牵扩周围韧带所致。加之腹水的发生,使患者常有腹胀感。因此,有不明原因腹胀的女性,应及时做妇科检查。

下肢及外阴部水肿 卵巢癌肿瘤在盆腔中慢慢长大,可能会压迫到盆腔静脉,或影响淋巴回流,时间长了就会使患者出现下肢及外阴部水肿。

毫无原因的消瘦 卵巢癌肿瘤会渐渐长大,而形成腹水,造成机械性压迫胃肠道,从而引起患者食量减少和消化不良。除此之外,癌细胞会大量消耗人体养分,使患者日益消瘦,贫血乏力,面色无华。

性激素紊乱 由于卵巢癌肿瘤的复杂多变,有些肿瘤可分泌大量的雌激素,雌激素产生过多,就会引起月经失调或绝经后阴道流血。如为睾丸母细胞癌,还可能产生过多雄激素,使女性出现男性化征象。

以上症状若有出现,一定要到医院检查诊断,以便将最坏的苗头扼杀在"萌芽状态"。

卵巢癌对都市女性的健康构成了巨大的威胁,平时如何预防呢?有研究指出,经常运动的女性,一生中患卵巢癌的机会比起不运动的女性低了27%。因此坚持锻炼，是预防卵巢癌的最好办法。女性到了生育年龄，经过生育和哺乳也会减少得卵巢癌的危险性。有报道说服用避孕药也会有减低卵巢癌风险的效用。

此外，平时要做到饮食均衡，减少脂肪的摄入，食入过多的不饱和脂肪，更容易患卵巢癌。要多摄入钙质，高钙饮食者比起低钙摄取者，得卵巢癌的机会大大降低。

最关键的还是要定期妇检。定期做妇科检查是及时发现卵巢疾病的前提，只有早发现才能做到早治疗。

传统中医认为，卵巢癌的发生，是因为正气不足，邪气内聚，病理上属于本虚标实。一般在发病初期以攻邪为主兼扶正气；后期则以扶正为主兼祛邪气。邪气主要有气滞血淤，湿毒壅盛两种类型；正虚则主要表现为气阴两虚。

气滞血淤型　其症状表现为下腹有肿块且坚硬，按之疼痛。阴道会有不规则流血或闭经，形体消瘦并有腹水，口干但不想饮水，皮肤粗糙，二便不畅，舌有淤斑淤点，脉象细涩。

治疗要用理气活血、化淤消症之法。可选用膈下逐淤汤，药方为：桃仁、丹皮、赤芍、红花、五灵脂、乌药、枳壳、香附、莪术、山慈姑各15克，当归、元胡、鳖甲各20克，川芎10克。

气阴两虚型　其症状表现为长时间的腹中积块，形体逐渐消瘦，精神疲乏，气短、口干、食少，腹壁脉络曲张或有阴道出血，时有低热，舌红或淡红，脉象弦细。

治疗可用滋补肝肾、软坚消症之法，当选用六味地黄汤加减。药方为：熟地、山药、沙参、女贞子、旱莲草、白花蛇舌草各20克，山萸肉、丹皮、龙葵、泽泻各15克，鳖甲30克。

湿毒壅盛型 其症状表现为腹部肿块迅速增大，腹部感到胀痛并伴有腹水，阴道可能发现不规则出血，口苦，便干，舌暗，苔厚腻，脉弦滑数等。

治疗以清热利湿、化淤解毒之法，可选择五苓散加味。药方为：白术、泽泻、大腹皮、车前草、龙葵、桂枝各 15 克，猪苓、茯苓、半枝莲、白花蛇舌草、鳖甲各 20 克。

按摩疗法

◆身体平躺，按摩者以单掌揉按小腹 10 次，手法应深沉柔和，然后施以掌振法 3 分钟。

◆双手拇指置于双腿的血海穴上，其余 4 指拿按膝上肌肉，点按拿揉并行，操作 3~5 分钟。

取血海穴时，伸直大腿，膝盖内侧会出现一个凹陷，该处往大腿方向三指宽处，即为血海。

◆点按、弹拨三阴交穴和阴陵泉穴各 1 分钟。

三阴交穴位于小腿内侧，足踝尖上 3 寸（四指宽），胫骨内侧后缘；阴陵泉穴位于膝盖骨的下方有两个凹陷，靠内侧的则为内膝眼，在此穴下三横指处，即为阴陵泉。

饮食疗法

◆参芪健脾汤：取高丽参和黄芪各 10 克、党参 18 克、山药 18 克、枸杞子 15 克、当归 10 克、陈皮 5 克、桂圆肉 14 克，所有中药洗净后放入布袋中扎口，与 300 克排骨一起加水炖煮。先大火后小火，煮 2~3 小时。捞出布袋，加入盐、胡椒等调味品即可。每次 1 小碗，每天 1 次。吃肉喝汤。

◆陈香牛肉:将陈皮 30 克与香附子 15 克加水 2000 毫升煎半小时去渣,放入 500 克牛肉加葱、姜、盐等调料,文火炖至酥烂,凉透切片食之。

保养卵巢,保卫美丽

都市女性不仅要健康还要美丽,而执掌女性美丽的就是我们的卵巢了。女性之所以衰老是由于卵巢功能的衰退,而卵巢"早衰"又与什么有关呢?

一般第一次来月经年龄越小,日后绝经发生得也就越早,而绝经就是卵巢彻底衰退之时。当然这一点我们可能无法改变,只能顺其自然。

卵巢的衰退时间还与首次怀孕的年龄有关。即第一次怀孕年龄越大,卵巢衰老得就越早。生完宝宝后,妈妈哺乳的时间越长,卵巢衰老得也就越慢。另外,口服避孕药的时间长短也与卵巢衰退快慢成正比。

日常生活中一些起居饮食也关乎到卵巢的"年龄"。如果每周能吃两到三次鱼、虾的女性,卵巢相比起来就更年轻;常年坚持喝牛奶的女性,且喝牛奶越多、坚持时间越长,卵巢衰退也越晚;吸烟和被动吸烟侵害越多、时间越长,卵巢就"老"得越快。一些不好的穿衣习惯,比如经常穿紧身"塑身内衣",因身体受到压迫,可能会使卵巢不堪重负。

对于都市职场女性,由于生活节奏快,职场竞争激烈而工作压力过大,也会使女性提早出现隐性更年期的症状,而加速卵巢的老化。

既然卵巢决定了女性的青春与美丽,那么保养卵巢就是在守护美丽。那又如何保养卵巢呢?其实平时生活中我们就可以做到对卵巢的呵护。

在生活上做到起居有规律,保证充分睡眠,同时每天要坚持四十分钟以上的体育锻炼,以改善机体血液循环,维持神经系统的稳定性。

饮食上要清淡,并要做到均衡全面,适当地选择一些禽肉、牛羊肉等,同时配合多种蔬菜食用,以起到补肾益精、健脾养血的作用。要经常食用富含植物性雌激素的食物,例如大豆、扁豆、谷类、小麦、黑米、洋葱、葵瓜子等。长期坚持用大豆、红豆、黑豆打豆浆喝,是最有效的补充植物性雌激素的方式。另外,要少吃一些刺激性食物以及酒精和咖啡,可降低骨质疏松的可能性,保持机体的年轻与活力。

女人更容易情绪化,因此在精神上应避免不良的刺激,减轻工作压力带来的紧张,学会放松,保持心情舒畅、情绪平稳。

女性在 30 岁以后,卵巢开始走下坡路,当出现以下的症状时,就尤其要注意对卵巢呵护有加了。如月经不调,皮肤出现黄褐斑、暗疮,频繁地出现潮热出汗现象,失眠以至于影响了工作和生活,很容易就心情抑郁,疑心大并容易情绪激动,常常感到眩晕、疲乏、心悸,性欲减退等。

卵巢保养有误区

现在都市里很多美容院为了迎合爱美女性的心理而提出的精油按摩卵巢,起到"保养"卵巢,防止卵巢早衰的服务,其实这是没有科学根据的。因为精油成分最多只能渗入到皮肤,是不可能渗入到血液里的。而女性平躺时由于卵巢位置在盆腔深处,一般按摩是根本触及不到卵巢的。而且,单单对卵巢进行"保养"也不能影响整个身体机能其他部分的运行,因此,所谓的"精油保养卵巢"能延缓卵巢衰老的说法也很难说是真的。

而女性要改善内分泌、延缓衰老,还是要平时多吃蔬菜和瓜果,营养均衡全面,保持维生素 E、维生素 B₂ 的充分摄入,加上适当的体育锻炼,才是真正年轻的秘诀。

按一按更年轻

每天给自己做一做穴位按摩,可促进女性内分泌和生殖系统功能的改善,有益于卵巢的保养和年轻。

用食指或拇指点按血海穴、三阴交穴、照海穴、关元穴以及气海穴、神阙穴等。

血海穴的位置:伸直大腿时,膝盖内侧会出现一个凹陷,该处往大腿方向三指宽处,即为血海。

三阴交穴的位置:小腿内侧,足踝尖上 3 寸(四指宽),胫骨内侧后缘。

照海穴的位置:在足内侧面,内踝尖下方凹陷处。

关元穴的位置:下腹部,肚脐直下 3 寸(四横指)处。

气海穴的位置:下腹部,肚脐直下 1.5 寸(二横指)处。

神阙穴的位置:肚脐孔中央处。

呵护卵巢的几款靓汤

◆参鱼瘦肉汤:将 50 克鱼鳔用清水泡软,切成小条状;猪瘦肉 50 克洗净,切丝;取枸杞子、太子参各 20 克,生地 18 克洗净后,与鱼鳔和肉丝一同放锅内,加清水适量,文火煮 1~2 小时,加食盐调味,喝汤吃鱼鳔、枸杞子及猪瘦肉,一天之内服完。具有滋阴降火的功效,对卵巢早衰很有效。

◆二仙羊肉汤:将 250 克羊肉切片,放沙锅内加清水适量,再取仙茅、仙灵脾各 12 克,用纱布包裹,与 15 克的生姜一同放入锅内,文火煮羊肉至熟烂,入作料即成,食时去药包,食肉喝汤。具有滋肾、滋养卵巢的功效。

◆猪脊肉粥:先将猪肉 60 克洗净、切片,用香油略炒后加入清水,放入大米 90 克煮粥。待粥煮熟时,放入食盐、花椒,再煮沸后即可食。可防治卵巢早衰肌肤干燥、毛发不荣。

◆银杞明目粥:银耳 15 克用水发后撕成小片、鸡肝 100 克切成薄片与 100 克粳米共同煮粥。待粥煮至六分熟时,加入枸杞 10 克,继续煮熟,再放入调料和茉莉花 10 克,即可食用。可防治卵巢早衰容颜无色。

◆灵芝炖猪蹄:将猪蹄 1 只洗净去毛,灵芝 15 克洗净切片。锅内放猪油,烧热后加葱姜煸香,放入猪蹄、水、料酒、盐、味精、灵芝,大火烧沸后改用文火炖至猪蹄烂熟,即可食用。可防治卵巢早衰皮肤皱纹。

健康小贴士

养护卵巢尽量不要用药物,特别是西药和脂溶性药物,如维生素 E、鱼油等,因为这些药品是通过人体的脂肪来吸收生化的,年轻人特别是还没有生育的女性,服用这些药物可能容易出现流产现象。

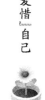

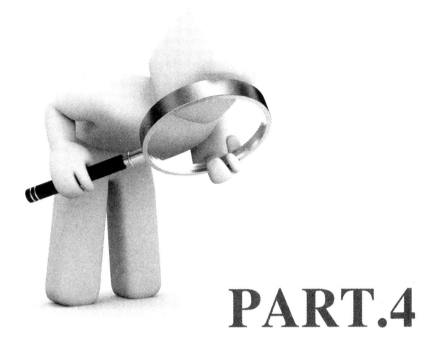

PART.4
成为"笑到最后"的男人

男人在这个社会上被赋予了更多的责任，每一个男人都希望自己事业有成。因此，越来越多的职场精英以健康为代价来换得所谓的成功。还不到30岁，却有着60岁的身体。高血压、高血脂、脂肪肝一个个老年病都提前降临到他们的身上。要知道，笑到最后的那个人才是最成功的。

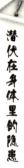
Chapter 1

脂肪肝——令男性身陷健康险境

很多职场里的男人隔三差五地要在饭桌上酒肉应酬,平时吃饭也是无肉不欢,再加上工作的忙碌几乎从来不参加任何户外运动,上下班都是以车代步,渐渐地,这些职场精英们也就成了脂肪肝的主力军。

脂肪肝虽不是一个独立的疾病,只是一种临床现象,但它能导致脂肪肝炎和肝硬化等严重的病理病变。起初,脂肪肝发病隐蔽,几乎感觉不到什么症状,但越是这样就越危险。由于工作生活压力大,作息时间不规律,再加上一些嗜酒的不良习惯,职场中的男性很容易就身陷健康险境之中。

曾有一个脂肪肝患者,两年前升为公司的管理层,由于工作原因,经常要与一些大客户吃饭,自然也少不了把酒言欢。而他也觉得自己才30多岁,喝点酒没有大碍。平时吃饭也是顿顿有肉,还理直气壮地认为没有肉怎么能保持旺盛精力去工作。这升职两年多,体重也升了不少,最近常常感到恶心,没有食欲,精力也大不如前,问我是不是胃出了什么毛病,我告诉他可能是脂肪肝,让他去医院检查一下肝脏,结果真的确诊为酒精性脂肪肝。

脂肪肝是指由于各种原因引起的肝细胞内脂肪堆积过多而引起的病变,根据脂肪的含量,可分为轻型、中型和重型三型。脂肪肝已经成了男性健康的"头号杀手"，在我国30~40岁的中青年男性中，有四分之一被确诊患有脂肪肝。而脂肪肝起初发病较轻时症状表现很不明显，这就很容易造成患者掉以轻心，忽视预防和治疗，以至于使病情加重，发展成为肝硬化或肝炎，而增加治疗难度。

因此，对于职场男性要留心观察自己的身体状况，如果有以下的情况那你就要小心了：

1.常感到恶心，有想呕吐的感觉。

2.食欲不振、厌油、腹胀、乏力、肝区闷胀不适或疼痛等症状，在排除感冒、急性胃炎以及其他肝病的情况下，则有可能是患上了脂肪肝。

3.肝脏轻度肿大，可有触痛感。

4.由于脂肪堆积合并致使饮食中维生素缺乏，从而容易出现多种维生素缺乏的症状，如：舌炎、口角炎、皮肤淤斑、神经炎、角化过度等。

脂肪肝被称作是男性健康的"头号杀手"，实在是因其造成的危害性很严重而影响了生活品质。脂肪肝会直接影响人体肝脏的消化功能，导致消化不良、食欲减退、厌食，进食后常感到腹胀、恶心等。因为眼睛与肝脏有内在联系，肝功能是否正常，常常在眼睛上有所反应。脂肪肝患者常常在看书时眼睛容易疲劳，看不清远处的物体，眼睛干涩、视力降低等。

对于中青年的脂肪肝患者，通常会伴有高血脂、高胆固醇等状态，因此容易导致动脉粥样硬化及引发心脑血管疾病，如心脏缺血、心肌痉挛、心绞痛或心肌梗死等。另外，脂肪肝引起肝损伤后，会使男性体内激素出现紊乱，造成阳痿、早泄、性欲减退等。

脂肪肝如果被忽视，长期得不到治疗，严重的会引起肝细胞缺血坏死，从而诱发肝纤维化和肝硬化等多种恶性肝病。脂肪肝患者并发肝硬化、肝癌的概率是正常人的150倍。同时，由于脂肪肝患者机体免疫力相对较低,感染甲、乙型肝炎的机会也明显高于正常人。

六大元凶让你"被脂肪肝"

酒精 酒是引起脂肪肝最常见"凶手"。长期饮酒导致酒精中毒,对肝内甘油三酯的代谢有直接的毒性作用,致使肝内脂肪氧化减少,引起脂肪的大量堆积。慢性嗜酒者近60%发生脂肪肝,20%~30%最终将发展为肝硬化、肝癌。

肥胖 一般身形较肥胖的人更容易有脂肪肝的倾向。主要原因是肥胖者血液中含有大量游离脂肪酸,会源源不断地运往肝脏,大大超过肝脏的正常代谢能力,以至于引起肝脏脂肪的堆积而造成肥胖性脂肪肝。

营养过剩 由于生活水平的提高,餐桌上的大鱼大肉几乎是必不可少,再加上现在多流行吃油炸食品和甜食,摄入的脂肪含量过高,使肝脏脂肪合成过多。这样就会超过肝脏处理的限度,增大肝脏负担,影响脂肪的正常代谢,破坏肝脏的输入输出平衡,从而使脂肪在肝内堆积,形成脂肪肝。

高脂血症 高血脂是指血液中胆固醇、甘油三酯含量过高或高密度脂蛋白、胆固醇过低,血液中的脂类包括胆固醇、甘油三酯、磷脂等。血液中的脂肪类物质过高,超过了肝脏所能处理的限度,便会造成这些脂肪在肝内的堆积,而引起脂肪肝。

糖尿病 很多糖尿病病人都会并发脂肪肝,这是因为糖尿病患者体内的葡萄糖和脂肪酸不能被很好地利用,脂蛋白合成也出现障碍。使大多数葡萄糖和脂肪酸在肝脏内转变成脂肪,并存积下来,从而引发脂肪肝。

营养不良 前面说营养过剩会造成脂肪肝,那营养不良为什么也会造成脂肪肝呢？因为当营养不良时，蛋白质缺乏，而导致极低密度脂蛋白合成减少，这样造成肝转运甘油三酯发生障碍，脂肪在肝内堆积，引起脂肪肝。

小测试

以下情况，你回答的"YES"越多，你患上脂肪肝的几率也就越高。

1.总是应酬过多，贪杯，"口福"成灾。

2.大腹便便，肚大腰圆，体重增加明显，尤其肚子明显发福。

3.吃饭时对动物内脏情有独钟，喜欢吃肝尖、肺片、肚丝和腰花等。

4.越是油腻的食物越是偏爱，喜欢吃高热量、高脂肪的食物。

5.最近一段时间，食欲不振，精神委靡，皮肤干枯、面色黯淡。

6.总感觉胃肠不太舒服，腹胀恶心的情况时有出现。

7.有时突然看不清东西，眼睛容易疲劳、干涩。

8.总是感到累，较小强度的活动也会觉得疲倦、乏力。

9.时常感觉自己右侧肋下隐隐作痛。

10.饭后右上腹饱胀感明显，就像有东西压着似的。

保持肝脏"收支平衡"

脂肪肝是指由于各种原因引起的肝细胞内脂肪堆积过多而造成，要保持肝脏的"收支"平衡，生活中就要养成良好的习惯。

首先，饮食上要合理，每日三餐做到荤素搭配，营养平衡而全面，适当摄入蛋白质，因为蛋白质能清除肝内脂肪。另外，要每天坚持体育锻炼，可根据自己体质选择适宜的运动项目。先从小运动量开始，循序

· 163 ·

渐进,逐步达到适当的运动量,以加强体内脂肪的消耗,从而远离脂肪肝。平时吃药要慎重选择,我们都知道肝脏是人体的化工厂,任何药物进入体内都要经过肝脏解毒,所以,平时不要动不动就吃药,特别不要随便吃广告上宣传的所谓保健类的药物。对出现有症状的脂肪肝患者,在选用药物时更要慎重,谨防药物的毒副作用,特别对肝脏有损害的药物要在医生的指导下服用。

最后,保持心情要开朗,情绪温和,不暴怒,不急躁,工作时注意劳逸结合等,都是保护肝脏的前提。

按摩疗法

◆以拇指或食指端部按压双侧足三里穴。指端附着皮肤不动,由轻渐重,连续均匀地用力按压。

足三里穴位于膝部的正下方,将膝关节弯曲成直角,外侧膝盖骨下方有个凹陷,即外膝眼,再往下四横指,即为足三里穴。

◆用拇指按揉阳陵泉穴。

取阳陵泉穴时,将大拇指指腹置于小腿外侧,向上推移时可在膝盖下方发现一个骨突,以此为准往下一横指宽,有个凹陷处,即为阳陵泉。

◆用拇指指尖慢慢地进行垂直按压太冲穴。每次持续5秒左右。

取太冲穴时,用手轻轻抚摸拇趾与第二趾的骨骼,在其交汇处的最高点有一凹陷处,即为太冲。

饮食疗法

◆何首乌粥:将何首乌20克洗净晒干,打碎备用,再将50

克粳米、2枚红枣放入锅内,加清水600毫升,煮成稀粥,然后兑入何首乌末搅匀,文火煮沸,早晨空腹温热服食。

◆赤小豆鲤鱼汤:将1条鲤鱼处理干净,与150克赤小豆和6克玫瑰花一同放入锅内,加水适量,共煮至烂熟。去花调味,分2~3次服食。

◆菠菜蛋汤:将200克菠菜洗净,切段,放入锅内用油煸炒,加水适量,煮沸后,打入2只鸡蛋,加盐、调味即可。

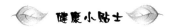

健康小贴士

很多食物对预防脂肪肝非常有效,平时生活中不妨多吃些,比如:燕麦、玉米、海带、大蒜、甘薯、洋葱、苹果、山楂、牛奶等。

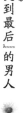

PART.4
成为"笑到最后"的男人

Chapter 2

肾虚——使男人失去自信

肾虚是男性最不愿接受的状况,然而高强度的工作、殚精竭虑的竞争、不规律的生活确实让很多职场男性早早地面对肾虚的现实。精力不再充沛、腰膝酸痛、头晕失眠,这些由肾虚带来的问题让职场男性们面对繁忙的工作越发感到力不从心。

肾虚算不上是一种病,但它确实会引起身体各种不适。说到肾虚大家都以为人到中年才可能会面临这种问题,但越来越多的职场青年也开始被肾虚困扰。繁忙的工作、紧张的生活节奏,再加上缺乏运动和不规律的生活习惯让本来正值精力旺盛的职场男性们却看起来委靡不振、有气无力的。这都是肾虚惹的祸。

有一名患者,他刚刚步入 30 岁就常常容易感到疲劳,睡觉时感觉耳鸣,经常睡不踏实,有一次在参加公司组织的球赛时,更是力不从心,跑都跑不动。他觉得自己身体一定是出了什么问题,但去医院检查也没查出什么病来。和他沟通后得知他是一家网站的编辑,加班是家常便饭了,每天一到公司就像是钉在了电脑前,一动不动。正是由于繁忙的工作,缺乏锻练,导致了他肾虚,而出现了上面的各种症状。

肾虚是中医里的一种说法,指肾脏精气阴阳不足。中医认为健康的本质在于"阴平阳秘,精神乃治"。是指人在正常情况下,五脏、六腑的功能,营卫气血,四肢百骸,十四经络都能阴阳协调,达到相对平衡。而肾,为先天之本。肾藏精,主生殖,主水纳气,主骨生髓充脑,在体为骨,开窍于耳及二阴,其华在发。中医所指的肾虚的种类最常见的是肾阴虚和肾阳虚。肾阴虚的症状为"热",主要有腰酸、燥热、盗汗、口干舌燥、尿黄便干、头晕、耳鸣等表现。肾阳虚的症状为腰酸、面色苍白、四肢发冷、畏寒、性功能减退,小便长清、有时水肿,也就是说表现为"寒"的症状。

除了肾阴虚和肾阳虚外,还有肾气虚和肾阴阳两虚的证型。其中肾气虚常常表现为倦怠无力、面色苍白、气短自汗、小便频多、遗精早泄、舌苔淡白、脉细弱。肾阴阳两虚表现为五心烦热、夜间盗汗或白天容易出汗、多梦、四肢发凉、遗精失眠、舌红无苔或舌淡苔白、脉细数或沉迟。

当人有肾虚发生时,无论肾阴虚还是肾阳虚,都会导致人的免疫能力降低,从而引发各种疾病或不适症状,具体如下:

1.记忆力下降,无法长时间集中注意力,精力不足,工作效率降低。

2.在情志方面表现为情绪低落,常难以自控,头晕,易怒,烦躁,焦虑,抑郁等。

3.缺乏自信,工作没热情,生活也没激情,没有目标和方向。

4.出现早衰症状,健忘失眠,食欲不振,骨骼与关节疼痛,腰膝酸软,不耐疲劳,乏力,视力减退,听力衰减,脱发或须发早白,牙齿松动易落等。

5.便秘,看起来似乎是大肠或小肠的功能失常,但其根源是因肾虚所致,因为肾开窍于二阴,主二便,大便的传导须通过肾气的激发和滋养才能正常发挥作用。

6.出现眼袋、黑眼圈,肤色晦暗无光泽,肤质粗糙、干燥,出现皱纹、色斑,嗓音逐渐粗哑。

7.性功能降低,性欲降低,阳痿、遗精、滑精、早泄,显微镜检查可见精子减少或精子活动力减低,甚至会不育。

8.有尿频、尿急,小便清长等表现。

那么是什么原因造成了正值30岁的青壮年就肾虚了呢?原因是复杂的,但主要原因还是由于不健康的生活方式,日积月累而形成的。比如一些不良的生活习惯:吸烟、饮酒、作息没有一定的规律,过度劳累,均会损伤肾脏致使肾虚。如果性生活过于频繁,也可直接损伤人体的肾精,造成肾虚。

另外,由于职场竞争残酷,而此时的男性都正处于职业生涯的上升期,更是承受着巨大的身心压力,使得身心疲惫,精力衰退,从而出现失眠、食欲减退、乏力、烦躁、脾气暴躁等,导致肾虚。

看看你是不是肾虚男

肾虚的发生并非无声无息,很多"信号"都会给你警告,看看下面的几条,如果也发生在了你身上,那就要去让医生号一下脉了。

脱发 如果早上起床时,枕头上总会发现很多头发丝,而且一梳头就掉得厉害,那么你就要考虑一下自己的问题是不是肾虚了。

眼睑浮肿 早晨起床时,眼睛干涩,或许你会认为是前一天在电脑前工作太久的缘故,但是仔细观察一下,发现自己的下眼睑浮肿得厉害。小心,这些都可能是肾虚的症状。

变胖 食量并没有增大,生活一切如常,可体重却在不停上升。即使你每天也做些运动,但效果也不尽理想。可能你发胖的罪魁祸首之一就是肾虚。

烦躁、失眠 肾阴虚则虚火内扰,让人烦躁,晚上阴气无法内收则导致失眠、多梦。日常生活要合理安排,性生活要有节制。

性欲减退 才 30 岁出头就性欲冷淡,肾虚可能是你和她之间的"第三者"。

怕冷 在公司里别人觉得空调的温度合适,你却总觉得冷飕飕的,平时穿的衣服总是比别人多,而且不小心就容易受凉拉肚子。这可能就是肾阳虚造成的。

长"肾"不衰的秘诀

要想不再肾虚,生活中就要注意饮食合理,营养搭配均衡全面,起居作息规律,尽量不要熬夜,多晒太阳,有规律地参加体育锻炼等,这些都是保护肾脏的好方法。

除此之外,可以选用一些补肾药品或保健品来辅助。但千万不可盲目用药,听信一些夸张的广告宣传,只能事与愿违,甚至对身体造成损害。补肾要根据自身具体的状况,是肾阳虚还是肾阴虚,要对症下药,如果用反了,比如肾阴虚的病人吃了补肾阳虚的药,就会症状加重,出现周身发热、头昏脑涨、耳痛咽肿等症状,甚至引发慢性炎症。所以补肾要因时、因人、因地而异,以平和为主,根据不同的季节、体质和气候,选择不同的补肾方法,一定要在医生的指导下用药。

养肾纠虚的方法很多,除了服用一些补肾的中药,还可以通过运动、按摩或者食补的方法来健肾养肾,让自己长"肾"不衰。

运动疗法

◆练习太极拳,最好是清晨在空气清新的公园内、树下、水边进行。

◆缩肛运动:全身放松,自然呼吸,呼气时,做缩肛动作,吸气时放松,反复进行 30 次左右。

◆坐在椅子上,左臂屈肘放两腿上,右臂屈肘,手掌向上,做抛物动作 3~5 遍。做抛物动作时,手向上空抛,动作可略快,手上抛时吸气,复原时呼气。

◆坐在椅子上,两腿自然下垂,先缓缓左右转动身体 3~5 次。然后,两脚向前摆动 10 余次,可根据个人体力,酌情增减。做动作时全身放松,动作要自然、缓和,转动身体时,躯干要保持正直,不宜俯仰。

◆双脚并拢,两手交叉上举过头,然后,弯腰,双手触地,继而下蹲,双手抱膝,起立复原。如此,连续做 10 余遍。

按摩疗法

◆每天自我按摩腰部:两手掌对搓,至手心热后,分别放至腰部后两侧,手掌贴皮肤,上下按摩腰部,至有热感为止。早晚各一次,每次约 200 下。

◆每天搓脚心,两手对掌搓热后,以左手搓右脚心,右手搓左脚心,早晚各 1 次,每次搓 300 下。

◆可让家人帮助用手掌依次按揉腰部的命门穴、肾俞穴和气海穴,各 1~2 分钟。

命门穴位于腰部,后正中线上,在第二腰椎棘突下凹陷处;肾俞穴位于第二腰椎和第三腰椎棘突之间,旁开 1.5 寸;气海穴位于下腹部,肚脐直下 1.5 寸(二横指)处。

饮食疗法

◆淮山药枸杞炖猪脑:取猪脑一个、淮山药 30 克、枸杞子 15

克,洗净后一同放入锅中,加水炖煮,出锅前加盐调味即可。

◆黑芝麻糖粉:取黑芝麻、桑葚子各 160 克,黄精 70 克,共碾为粉,加糖日服两次,每次服 5 克。

◆黑豆桂圆粥:取黑豆 100 克、桂圆肉 15 克、大枣 30 克、米适量,将所有原料放入水中,共煮粥食之。

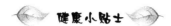

健康小贴士

    生活中有很多养肾的食物,不妨多摄入一些,以补益肾脏,比如:桑葚、芝麻、豇豆、狗肉、羊骨、干贝、鲈鱼、海参等。

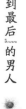

Chapter 3

慢性咽喉炎——呼吸道亮起的红灯

> 与其他人群相比,上班族患慢性咽喉炎的概率更大。忙碌的工作、长期精神紧张,没有时间锻炼身体,再加上应酬场合的烟与酒,这都是对上班族们咽喉的挑战。常在河边走难免会湿鞋,白领们的呼吸通道就这样亮起了"红灯"。

慢性咽炎说白了跟个人的生活方式和人体免疫力是有着密切关系的。职场上班族们或是由于工作原因加班熬夜,或是因为应酬和娱乐而夜夜笙歌,不规律的生活习惯让身体的免疫系统失调,这时再加上烟酒的侵害,咽喉炎就此乘虚而入。

有一个患者他是一家咨询公司的培训师,白天给客户培训,别人下班,他还要在公司里为第二天的课程准备案例,所以加班是经常的事,咖啡、浓茶和香烟就成了他加班时的陪伴。

一天一包烟、四杯咖啡、两杯浓茶,是他的"基本配置"。之前一直感到嗓子不舒服,以为是上火,也没太在意,直到他在给客户培训时咳嗽不停,他才来看医生。查出已经是慢性咽炎。

慢性咽炎是由于慢性感染所引起的弥漫性咽部病变,主要是咽部黏膜炎症,常伴有上呼吸道疾病。其病因主要有反复复发的急性咽炎、粉尘或有害气体的刺激、烟酒过度或其他不良生活习惯,以及鼻窦炎分泌物刺激、过敏体质或身体抵抗力减低等。慢性咽炎的主要症状有这几条：咽部有异物感，干燥灼热，发痒微痛等；常有黏稠分泌物附于咽后壁不易清除，夜间尤甚，意欲清除而后快；分泌物可引起刺激性咳嗽，甚或恶心、呕吐。

那么慢性咽喉炎为什么会更容易盯上都市上班族呢？原因其实有很多。都市上班族们大部分都在装有中央空调的写字楼内办公。夏天室内温度常常调得过低，冬天又过高，使室内外温差很大，再加上中央空调清洗困难，会严重影响室内的空气质量，这些都极易诱发他们患上诸如咽喉炎之类的口咽疾病。另外，封闭式的写字楼里由于通风不畅，细菌病毒滋生，加上有些人抽烟和被迫吸二手烟，就使白领们难逃患上咽喉炎的下场。

由于职场竞争的残酷，使上班族们工作压力越来越大，长期精神紧张，加之生活方式不规律，极易导致免疫力降低，血液中的淋巴细胞数量就会相对减少，细菌容易乘虚而入诱发疾病，当咽部受到细菌感染时就会引发咽喉炎。此外，因工作需要，很多职场人士需经常出入一些社交场合，在觥筹交错、云雾缭绕中咽喉惨遭"磨难"，终于使咽喉"失守"。再加上长期的不规律的生活打破人体正常的生理节律，导致身体疲劳，抵抗力降低，咽喉染上咽喉炎也就成为必然。

而在面对咽喉炎这种不大不小的疾病，很多白领在患病后没有积极地治疗，有的在出现咽喉炎的早期症状后甚至还继续抽烟、喝酒、熬夜等不良生活习惯。这种对健康不负责的态度，让他们陷入了从本来易治的急性咽喉炎到难以痊愈的慢性咽喉炎的过度。

另外，一些邻近器官的发病，如鼻腔、鼻窦、口腔、牙齿、牙龈、喉气管、支气管等器官发生了急、慢性炎症，可能会沿着黏膜或黏膜下组织、局部淋巴和血液循环侵犯到咽部，或炎性分泌物反复刺激咽部，或鼻病呼吸受阻而被迫张口呼吸等,也都可能导致咽炎。

中医认为,慢性咽喉炎主要是因风热喉痹时发作,由于邪热伤阴、肺肾阴亏、虚炎久灼、火燥津枯,由于津枯则液涸无以上承,使得咽窍失养,肌膜干萎如蜡纸,液干浓缩为痂附于咽窍,从而咽喉发病。中医将本病归纳为三种类型:

阴虚津枯型 咽部感到干燥而发痒,灼热燥痛,饮水后疼痛可暂时缓解,有明显异物感,夜间多梦,耳鸣眼花,舌质红少津,脉象细数。

阴虚火炎型 咽部不适,隐隐作痛,有明显异物感,痰黏而量少,伴有午后烦热,腰腿酸软,舌质红,脉象细数。

痰阻血淤型 咽部干涩,疼痛为刺痛感,咽肌膜深红,常因频频清嗓而恶心不适,舌质发红,苔黄腻,脉滑而数。

小测试

如果下面其中的一项正是你现在的症状,那么你的咽喉可能已被"中招"了。

1.咽喉部有刺激感、异物感,咳也咳不出,咽也咽不下去。

2.持续性的干咳或干呕。

3.咽部有痛感、痒感并常伴有口臭。

4.清晨有恶心、反胃的感觉。

5.声带容易疲劳、声音嘶哑。

6.睡觉时打鼾,呼吸不畅。

7.胸口发闷、发慌。

8.咽部附着黏性痰液。

让你的呼吸通道不再"堵塞"

咽喉炎属于上呼吸道感染的一部分,因此上班族们只要在日常工作生活中加以注意,就可以大大降低呼吸道"被堵"的几率。

平日要经常开窗通风。保持空气流通,是防治慢性咽炎的有效措施。居室空气干燥及过冷、过热、过湿都会影响咽部黏膜的防御机能,造成功能障碍,咽部感觉异常,日久而成慢性咽炎病变。

个人卫生的管理也是抵制疾病的一道关卡。清晨、饭后及睡觉前要漱口、刷牙,以保持口腔清洁。同时防治口鼻疾病,消除炎性病灶,对防治咽炎也起着重要的作用。

另外,通过饮食调养也是缓解咽喉炎的好方法。在饮食上以清淡易消化食物为宜,再辅助一些清爽去火、柔嫩多汁的食品摄入,如橘子、广柑、菠萝、甘蔗、橄榄、鸭梨、苹果等,多喝水,忌食姜、辣椒、芥末、大蒜及一切辛辣刺激性食物。对于咽喉炎患者尤其要戒掉抽烟喝酒这个不良嗜好。平时还应多加强锻炼,增强体质,预防呼吸道感染,并且要保持心情舒畅,避免烦恼郁闷,对于病情的恢复都大有裨益。

在治疗咽喉炎时要对症下药。目前市面上的咽喉炎药品主要以中成药为主,如金嗓子喉宝、西瓜霜含片以及江中草珊瑚含片等,中成药在清热、缓解咽喉痒痛方面作用较好,适用于慢性咽喉炎治疗。

药茶养咽喉

很多人得了慢性咽炎后,就自行用药,认为既然是炎症,就需要用抗生素治疗。其实这是一种认识误区。慢性咽炎并不一定是细菌感染造成的,一般不需要使用抗生素治疗。滥服抗生素反而可能会导致咽喉部正常菌群的失调,引起双重感染。慢性咽炎的治疗是一个循序渐进的过程,讲究"三分治,七分养"。平时可自制一些药茶有助于治疗慢性咽炎。

◆罗汉果茶:将罗汉果 1 个切碎,用沸水冲泡 10 分钟后,不拘时饮服。每日 1~2 次,每次用一个罗汉果。可清肺化痰,止渴润喉。主治慢性咽喉炎,肺阴不足、痰热互结而出现的咽喉干燥不适,喉痛失音,或咳嗽口干等。

◆橄榄茶:将橄榄 2 枚连核切成两半,与 1 克绿茶同放入杯中,冲入开水,加盖闷 5 分钟后饮用。适用于慢性咽炎,咽部异物感者。

◆大海生地茶:将胖大海 5 枚、生地 12 克、冰糖 30 克、茶适量,共放入热水瓶中,沸水冲泡半瓶,盖闷 15 分钟左右,不拘次数,频频代茶饮。根据患者的饮量,每日 2~3 剂。可清肺利咽,滋阴生津。用于慢性咽喉炎属肺阴亏虚者,如声音嘶哑,多语则喉中燥痒或干咳,喉部暗红,舌红苔少等。对于肺阴不足、虚火夹实之慢性喉炎而兼大便燥结者,用之最宜。

◆橄榄海蜜茶:先将 3 克橄榄放入清水中煮片刻,然后冲泡 3 枚胖大海及绿茶,闷盖片刻,调入 1 匙蜂蜜调匀,徐徐饮之。每日 1~2 剂。可清热解毒,利咽润喉。主治慢性咽喉炎,咽喉干燥不舒,或声音嘶哑等属阴虚燥热证者。

按摩疗法

◆用中指指端点揉廉泉穴、翳风穴、下关穴各 100 次。

廉泉穴位于颈上部正中,于下颌下缘与舌骨体之间,下颌下缘 1 寸的凹陷处;翳风穴位于耳垂后方的凹陷处,指压时有酸胀感;下关穴位于眼角向耳朵方向延伸的骨头的下缘中央。

◆用力拿捏大鱼际、少商穴、合谷穴各 20~30 次。

大鱼际位于手掌内大拇指根部肌肉丰实处;少商穴位于大拇

指外侧距指甲角 0.1 寸处；取合谷穴时，拇指和食指张开，位于掌骨延长角的交点即是。

◆拿捏太溪、太冲穴各 30~50 次。

太溪穴位于足内侧，内踝后下方，内踝尖与跟腱之间的凹陷中；太冲穴位于足背处，用手轻轻抚摸拇趾与第二趾的骨骼，在其交汇处的最高点有一凹陷处，即为太冲。

饮食疗法

◆荸荠萝卜汁：将 500 克荸荠洗净去皮，500 克鲜萝卜洗净切块，同放搅汁机内搅拌成汁。每日饮汁数小杯，连服 3~5 日。可清热利咽，开音化痰。适用于咽喉肿痛、声嘶、目赤等症。

◆芝麻红糖粥：先将 50 克芝麻炒熟，研成细末。粳米 100 克煮粥，待粥煮至黏稠时，拌入芝麻红糖稍煮片刻即可食用。适用于肝肾不足、头昏目花、肺燥咳嗽、咽干等症。

◆绿豆百合粥：取绿豆 30 克、百合 20 克、粳米 60 克，将所有原料分别用清水淘洗干净，放锅内加适量水慢慢煨煮，煮至米烂粥熟，加适量冰糖即可食用，每天 1 次，连服数天。可清热、解毒、润肺、止咳。

健康小贴士

对于患有慢性咽炎的患者，平时饮食要注意不吃过热、过冷，或辛辣刺激食物，忌饮浓茶、烈酒，否则会使咽部黏膜经常处于充血状态，而加重咽部不适症状。

PART.4 成为"笑到最后"的男人

Chapter **4**

高血压——高职位付出的代价

年过三十就被高血压缠上已经见怪不怪。在竞争激烈的职场上为了取得一席之地，为了获得更高职位，上班族们不惜付出健康的代价来换取。其实没有健康这个数字"1"在前面，后面有再多的"0"也都是徒劳。

职场白领们由于超长时间的工作，睡眠质量差，三餐不定，再加上各种应酬饭局，过多摄入高脂肪、高盐的食物，高血压这个本不属于他们这个年龄所担忧的，已经在他们之间流行蔓延。

有一个患者是一家公司的中国区业务总监，常常要见一些重要客户，免不了就要在饭桌上谈判。有时夸张到这一周从周一到周五的晚餐都排得满满的。而且常常飞到各大城市就为了吃顿饭。酒桌上自然全是大鱼大肉，各种酒水。就是在这一个接一个的应酬下，这位患者的业绩越来越高，而他的血压也在一同升高。

这个患者的情况，很能代表一些职场上班族们的现状。高血压是一种以体循环动脉收缩压和舒张压升高为特征的临床综合征，它是目前临床最常见、最重要的心血管疾病之一。现代人的饮食习惯大都是高脂肪、高胆固醇、高糖和高热量的特点，长期如此可以造成血液黏稠度增加，当血液黏稠度较高时，血液对血管壁的压力就会增加，血压也就会升高。造成现在年轻白领们患高血压的原因是多种多样的。

首先,肥胖几乎成了高血压的"形象代言"。越是肥胖的人,就越容易发生高血压。因为通常在体重过高的同时,常伴有血糖升高、血压升高、血脂升高、高尿酸等糖、脂肪、蛋白质的代谢紊乱,从而容易引发糖尿病、高血压、高血脂、痛风等疾病。

饮食不合理也是导致高血压的主要因素之一。很多男性口味都偏重,而高盐的饮食习惯被公认为是患上高血压的危险因素,口重的人患高血压的概率比一般人要高出数倍。再加上高热量、高脂肪以及甜食的过量摄入,都会使高血压的患病率大大提高。还有就是很多男士都有吸烟、酗酒、嗜饮咖啡、熬夜等不良习惯,这些习惯都是诱发高血压的因素。尤其是吸烟,可能不需要其他原因,单单是吸烟就可以单独引起血压升高。而酒精会引起心率加快,血压上升,这也是众所周知的。咖啡中的咖啡因也能使血压升高。头一晚睡眠不好,第二天的血压通常会升高,而且高血压引发的脑卒中常常发生在夜间,因此保证充足的睡眠是很有必要的。如果一个人同时有很多种不健康的生活习惯,那么患高血压的几率又会增加很多。

另外,都市生活压力的增加,使得上班族们的精神长期处于紧张的状态中,产生愤怒、抑郁、焦虑、不安等不良情绪。不良情绪会产生大量的应激性激素,造成大脑过度兴奋,很容易就使血压升高。

当然还有一个遗传的因素。一些高血压病人往往有高血压家族史。家族遗传不仅遗传的是易患高血压的体质,而且在同一个家庭里,常常形成相似的饮食习惯,从而难以避免高血压的侵扰。

高血压本身并不可怕,可怕的是高血压所带来的各种并发症。高血压病患者由于动脉压持续性升高,引发全身小动脉硬化,从而影响组织器官的血液供应,造成各种严重的后果,成为高血压病的并发症。高血压常见的并发症有冠心病、糖尿病、心力衰竭、高血脂、肾病、周围动脉疾病、中风、左心室肥厚等。在高血压的各种并发症中,以心、脑、肾的损害最为显著,最严重的并发症是脑中风。因此早期发现高血压的信号,并采取相应的预防措施就显得尤其重要。这比得了高血压后再进行治疗更简单,而且容易控制病情,提高治愈率。只要经过适当的休息和心理上的调整,再加上健康的饮食方式和其他控制血压的方法,血压一般会逐渐恢复至正常水平。

先看看哪些症状预示着可能会得高血压吧。

1.反复出现头晕、头痛、眼花、耳鸣等。常出现胀痛、头痛欲裂的感觉,而且在身体和精神极度疲惫时,这种情况会加剧。或是,在突然蹲下、起立时,出现头晕目眩。如果出现了这些症状,先进行血压测量,看看是否血压升高。

2.出现胸闷、气喘、呼吸短促等胸肺部症状,这些症状会在运动后表现加剧。还常有阵发性心动过速,心率可高达100次/分左右。此时,就应考虑检查血压,看是否有高血压。

3.睡不安稳、睡着时常打鼾或憋气等睡眠障碍的症状。因为高血压患者的性情容易紧张,常常会给自己增加很多压力,所以常导致心绪不宁、失眠等情况出现。

4.记忆力减退、注意力不集中、精神恍惚等,随着病情的发展会逐渐加重。

别陷入降压误区

很多人都认为既然是高血压,那就赶紧治疗,让血压快点降下来就好了。要小心了,你可能就此陷入了降压误区。因为,降压并不是越快越好,也并不是血压一降下来就算正常了,看看下面的几个误区,有助于你更有效、更彻底地治疗高血压。

误区一 降压速度越快、数值越低越好吗?血压下降过快、过低是非常危险的,病人容易发生脑缺血、体位性低血压。只有在高血压危象、高血压脑病才需要紧急降压,其余高血压病人,都要平稳而慢慢地降压。另外,当人体处于静止状态时,血压可自然下降20%,而且以睡后2小时最明显。倘若病人临睡前服了降压药,2小时后正是药物的高浓度期,可能导致血压明显下降,心、脑、肾等重要器官供血不足,而使病人发生致命性脑血管问题。因此,按人类生物钟用药,即上午9~10时、下午14~15时各用一次降压药更为安全有效。

误区二 血压降至正常高血压就治愈了吗?有的患者认为当自己的血压降至正常以后就算是治愈了,从而停止治疗,结果使血压又反弹。这样反复治疗,对身体非常不利。因此要依据不同病情灵活选药,采用阶梯治疗方案,即所有药物初用时都应自小剂量开始,待血压下降至预定水平,且稳定一段时间(6个月)后,可减少用药种类、剂量,以减轻或消除副作用,并坚持治疗的顺从性。

误区三 因为没有症状,所以不吃降压药。症状多少不一定能反映高血压的程度。一般来说,大约有50%的早期高血压病人可以完全没有任何症状,但没有症状的高血压患者通常血压升高得缓慢而持久,患者对血压升高已不敏感,易被疏忽。因此,只要诊断患有高血压病,都应该进行认真的治疗。

降压全方位

所谓"药食同源",吃对了能防病。合理的饮食不仅可以预防高血压发生,而且能降低血压,减少并发症的发生。因此高血压患者,潜在患者应注意平时生活的饮食习惯。

首先，要控制能量的摄入，多吃复合糖类，如土豆、玉米、红薯、莲藕、荞麦、燕麦等；而少吃葡萄糖、果糖及蔗糖，这类单糖食物，易引起血脂升高。

还要限制脂肪的摄入，平时烹调做菜时，最好选用植物油，可多吃海鱼，海鱼含有不饱和脂肪酸，能使胆固醇氧化，从而降低血浆胆固醇，还可延长血小板的凝聚，抑制血栓形成，防止中风，还含有较多的亚油酸，对增加微血管的弹性，防止血管破裂，防止高血压并发症有一定的作用。低盐饮食也是高血压病人要遵守的规则。平时口味较重的话，每日摄盐量应逐渐减至 6 克以下，这个量指的是包括烹调用盐及其他食物中所含钠折合成食盐的总量。减少钠盐的摄入有助于降低血压，减少体内的钠水潴留。

蛋白质要适量摄入，高血压病人每日摄入蛋白质的量为每千克体重 1 克为宜。最好每周吃 2~3 次鱼虾类食物，可改善血管弹性和通透性，增加尿钠排出，从而降低血压。但是高血压并发肾功能不全时，就应限制蛋白质的摄入。

增加维生素的摄入，要多吃新鲜蔬菜、水果，以补充 B 族维生素和维生素 C。每天吃新鲜蔬菜要不少于 400 克，水果在 100~200 克之间。

还有一些其他饮食宜忌，如多吃含钾丰富而含钠低的食品，如土豆、茄子、海带、莴笋；多吃含钙高的食品，如牛奶、黄豆、核桃、虾皮等；少吃肉汤类，因为肉汤中含氮浸出物增加，能够促进体内尿酸增加，加重心、肝、肾脏的负担；适当增加海产品摄入，如海带、紫菜、海产鱼等。

茶疗降压效果好

高血压患者除了饮食上的合理选择和坚持药物治疗外，经常用中药泡茶饮用也能起到很好的辅助治疗作用。

◆菊花茶:每次用 3 克左右的甘菊泡茶饮用,每日 3 次;也可用菊花加金银花、甘草同煎代茶饮用,有平肝明目、清热解毒之特效。对高血压、动脉硬化患者有显著疗效。

◆山楂茶:每天用鲜嫩山楂果 1~2 枚泡茶饮用。山楂所含的成分可以助消化、扩张血管、降低血糖、降低血压。

◆荷叶茶:用鲜荷叶半张洗净切碎,加适量的水,煮沸放凉后代茶饮用。中医实践表明,荷叶的浸剂和煎剂具有扩张血管、清热解暑及降血压之效。同时,荷叶还是减脂去肥之良药。

◆槐花茶:将槐树生长的花蕾摘下晾干后,用开水浸泡后当茶饮用,每天饮用数次,对高血压患者具有独特的治疗效果。同时,槐花还有收缩血管、止血等功效。

按摩疗法

◆用拇食二指揉搓中指 3~5 分钟。中指是心包经通过的手指,心包经辅佐心脏的循环活动,还有分配所摄入的营养成分、增强各内脏功能的作用。中指上有很多能治疗高血压病的穴位,坚持每天对这些穴位进行充分的按摩,可以调节循环系统功能。每日按摩 2 次,早晚各 1 次,可持续进行。

◆用拇指指腹重力揉按合谷 2~3 分钟。合谷穴即虎口,是人体六大生命养生要穴之一。本穴有解表退热、理气止痛、活血调肠、调理汗液的作用。经常按摩合谷可使一身的气血充盈、通畅,达到健康养生之目的。

取合谷穴时,拇指和食指张开,位于掌骨延长角的交点即是。

◆按摩足踝两侧,然后用拇指、食指来回上下地搓脚腕部后方,再用拇指指腹揉按脚底心反射区 3~5 分钟。依此手法实施按摩,每日坚持,定能取得较好的稳定血压的效果。

脚底心反射区位于双脚脚掌第四、五跖骨上端。

饮食疗法

◆冬瓜草鱼汤:将 250 克冬瓜洗净去皮之后切成片,备用;250 克草鱼去鳞及内脏后洗净,放入素油锅内煎至金黄色,再与冬瓜一起放入沙锅中,加清水适量,煲 3~4 小时,再加适量盐调味即可。

◆素炒苦瓜芹菜:将适量芹菜去叶后洗净切成丝,苦瓜去瓤后洗净切成丝,然后用素油一起炒,出锅前加适量盐调味即可。

◆淡菜松花蛋:将 15 克淡菜用文火焙干, 研成细末待用;2个松花蛋去皮切成块状,放于盘中后把淡菜末撒上,加上酱油、香油、蒜末、醋等调料,拌食即成。

健康小贴士

有很多食物可以稳定和降低血压,生活中可以注意多选择这些食物。

蔬菜:芹菜、茼蒿、苋菜、韭菜、黄花菜、荠菜、菠菜、茭白、芦笋、萝卜、胡萝卜等。

水果类:西瓜、冬瓜、西红柿、山楂、柠檬、香蕉、苹果、红枣、桑葚、茄子。

水产类:海带、紫菜、海蜇、海参、海青菜、海藻、牡蛎、鲍鱼、虾皮、银鱼。

其他:蜂蜜、食醋、豆制品、黑木耳、白木耳、香菇。

Chapter 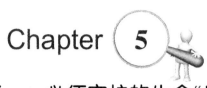 5

前列腺炎——必须守护的生命"腺"

> 虽然男人始终比女人更强势，但是男人在生理上也有他脆弱之处，男人身体有时也会有难言之隐。高强度、快节奏的职场生活让男人们的前列腺不堪重负，要知道前列腺可是男人不折不扣的生命"腺"。

前列腺是男性体内最为重要的腺体之一，是男人重要的内分泌、外分泌组织，是前列腺液、前列腺素的发源地，也掌管着一定的运输功能和排泄功能。之所以近年来前列腺炎发病年龄段不断提前，很大程度与快节奏的现代生活和工作方式有关。很多办公室一族们由于久坐不起，缺乏运动，给前列腺炎的发生提供了"有利条件"。

一个还不到 30 岁的办公室白领，他在企业里做文职，常常一坐就是一天，而且是坐在柔软的转椅上，很少起来运动。再加上年轻人喜欢穿牛仔裤这种比较紧身的衣服，日积月累，就使得气脉运行和血液流通受阻，造成阴部充血，引发前列腺充血、肿胀甚至发炎。

这位患者其实就是现在很多职场白领男士的一个典型代表。前列腺炎是指前列腺特异性和非特异感染所致的急慢性炎症，从而引起的全身或局部症状。男性若长时间地坐在软椅或沙发上，压迫阴囊，使静脉回流不畅，使得整个生殖系统血液微循环受阻、新陈代谢减慢，进而导致新陈代谢产生的各种有害物质排泄不畅，而都淤积于前列腺之中。再加上由于竞争的激烈,过度紧张,精神疲劳,缺乏锻炼使自身的免疫力和机体调节能力大大降低,最终导致无菌性前列腺炎的发生和各种细菌性前列腺炎的加重。

前列腺炎症状多样,轻重亦千差万别,有些可全无症状,有些则浑身不适。常见的症状大致有以下几个方面:

1.可出现膀胱刺激症,如尿频、排尿时尿道灼热、疼痛并放射到阴茎头部。清晨尿道口可有黏液等分泌物,还可出现排尿困难的感觉。

2.后尿道、会阴和肛门处坠胀不适感,下蹲、大便及长时间坐在椅凳上胀痛加重。

3.慢性前列腺炎的疼痛并不只局限在尿道和会阴,还会向其附近放射,以下腰痛最为多见。另外,阴茎、精索、睾丸阴囊、小腹、腹股沟区(大腿根部)、大腿、直肠等处均可受累。

4.慢性前列腺炎可引起性欲减退和射精痛,射精过早症,并影响精液质量,在排尿后或大便时还可能出现尿道口流白,合并精囊炎时可出现血精。

5.慢性前列腺炎可合并神经衰弱症,表现出乏力、头晕、失眠等;长期持久的前列腺炎症甚至可引起结膜炎、关节炎等病变。

引发前列腺炎的四大诱因

前列腺炎有多种情况,那么引起不同的前列腺炎就各有其独特的病因。慢性前列腺炎的发生与下列四种因素密切相关。

诱因之一 前列腺充血。能够形成炎症反应并诱发前列腺炎的,常常不是因为细菌感染或微生物入侵所造成,其重要致病因素,往往由各种原因引起的充血特别是被动充血。患者生活中引起充血的原因有很多,比如性生活过频、性交被迫中断等,可使前列腺不正常充血;其次久坐、骑自行车、骑马等也可导致会阴部反复损伤和前列腺充血,尤其以长时间骑自行车最为常见;此外酗酒、贪食油腻食物等不良生活习惯容易导致湿热内生,蕴积于生殖器官而使其充血;另外,感冒受凉也可引起人体的交感神经兴奋,导致尿道内压增加、前列腺管收缩而妨碍前列腺液排泄,产生淤积性充血。

诱因之二 尿液刺激。尿液刺激引发前列腺炎属于化学因素。由于尿液中含有多种酸碱性化学物质,当病人局部神经内分泌失调,引起后尿道压力过高、前列腺管开口处损伤时,就会造成尿酸等刺激性化学物质返流进入前列腺内,诱发慢性前列腺炎。

诱因之三 病原微生物感染。各种微生物如细菌、原虫、真菌、病毒等都可成为致前列腺炎的感染源,其中又以细菌为最常见,如淋球菌、非淋球菌等。细菌的侵入途径主要有三种。一是血行感染,细菌性前列腺炎 90%以上是由于微生物感染所致。二是淋巴感染,比如下尿路感染和结肠、直肠的炎症可通过淋巴管道而感染前列腺,产生炎症。三是直接蔓延,男性排尿时,尿液要经过前列腺,尿中的细菌可直接进入前列腺,从而导致前列腺感染。

诱因之四 焦虑、抑郁、恐惧。50%的慢性非细菌性前列腺炎病人有焦虑、抑郁、恐惧、悲观等过度紧张的症状。而伴有疼痛及神经衰弱的前列腺病人常常过于夸大躯体的不适和疼痛,自觉症状往往大于实际病情,这种情况为"紧张型前列腺炎"。而心理因素又与年龄的大小有关,年轻患者精神负担明显重于年龄大的患者,这种情况往往直接影响到药物治疗的效果。

对于慢性前列腺炎这种慢性病症,传统中医有疗效好、副作用小的特点。中医一般把慢性前列腺炎分为五型进行辨证施治。

湿热下注型　表现为小便淋涩赤痛,下腹部有牵引不适感,会阴部胀痛,舌苔黄腻,脉滑数。治疗时宜清热利湿。

脾虚湿盛型　表现为小便流浊,面色无华,体乏困倦,食欲不振,舌淡苔白,脉虚。治疗时宜健脾利湿。

气滞血瘀型　表现为小便涩滞会阴,小腹部下坠胀痛,前列腺肿大坚硬,舌色紫暗,脉弦涩。治疗时宜活血化淤、行气通络。

肝肾阴虚型　表现为尿道口常有白浊、会阴坠胀,腰膝酸软,潮热盗汗,舌红少苔,脉细数。治疗时宜滋肝肾,清泄相火。

肾阳不足型　表现为小便淋涩挟精,畏寒,腰膝酸冷,阳痿,早泄,舌质淡胖,脉沉弱。治疗时宜温肾壮阳。

保卫生命"腺"

前列腺与身体其他脏器一样,也会生病,而且 25%~50% 的男性都遭受过此病的困扰。那么要想保护好前列腺,就要在生活中注意以下几个方面。

首先要养成良好的生活习惯。不吸烟、少饮酒,少吃辛辣刺激性食物,加强体育锻炼。夫妻生活要规律,避免性生活过于频繁。平时注意个人卫生,男性的阴囊伸缩性大,分泌汗液较多,加之阴部通风差,容易藏污纳垢,局部细菌常会乘虚而入,因此要经常清洗以保持清洁。要注意局部保暖,防止受凉,因为寒冷可以使交感神经兴奋增强,导致尿道内压增加而引起逆流。有尿意时就及时排尿,憋尿也会使尿液反流进入前列腺。不要长时间地保持坐姿和骑太久的自行车,以免前列腺血流不畅。生了病用药要谨慎,不要滥用抗生素。生活中保持积极乐观的情绪和平稳的心态是预防疾病的重要因素。

定期做体检也是保护前列腺的好方法,可以及时清除身体其他部位的慢性感染病灶,防止细菌从血液进入前列腺。检查包皮是否过长,若比较长就要及早做包皮环切手术,防止细菌潜伏并经尿道逆行进入前列腺。

另外,保养前列腺要禁饮烈酒,少食辛辣肥甘之品,在饮食上还需多加注意。少饮咖啡,少食柑橘、橘汁等酸性强的食品,并少食白糖及精制面粉;多食新鲜水果、蔬菜、粗粮及大豆制品,多食蜂蜜以保持大便通畅,适量食用牛肉、鸡蛋;服食种子类食物,比如南瓜子、葵花子等,每日食用,数量不拘;多喝些绿豆粥,对膀胱有热、排尿涩痛者尤为适用;要多饮水,不能因尿频而减少饮水量。

按摩疗法

◆用拇指指尖掐按神门穴 30 次。

神门穴位于腕横纹上、尺侧屈肌腱的桡侧凹陷处。即手腕内侧皱纹的小指一侧。

◆用拇指按住手部前列腺反射区,其余四指扶住手腕,用拇指指腹重力推按。推时手指在前,手掌在后,推行的方向一般沿手部的骨骼方向施行。

手部前列腺反射区位于双手掌腕横纹上的两侧的带状区域。

◆用拇指按揉足部前列腺反射区 2 分钟。每日进行 3~4 次。

足部前列腺反射区位于脚跟骨内侧,踝骨后下方的三角形区域。

饮食疗法

◆蒲公英银花粥:先将蒲公英 60 克、金银花 30 克同放进沙锅内,加适量清水煎汁,然后去渣取药汁,再加入大米 100 克煮成稀粥。粥成后加入适量砂糖。每日食用 2 次。

◆泥鳅鱼炖豆腐:先将泥鳅处理干净,放入炖盅内,加上食盐、生姜、清水各适量。用武火烧开后,再用文火清炖至五成熟。然后,加入豆腐块 250 克于炖盅内,再用文火炖至泥鳅鱼肉熟烂,即可佐餐食用。

◆参芪杞子粥:先将党参和黄芪各 30 克同放沙锅内,加适量清水,用中火煎汁。同时,将枸杞子 10 克、大米 100 克共放进另一锅内煮粥。待煮至粥半熟时,倒入参芪药汁再煮至粥熟烂,调味后早晚服食。

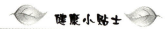

健康小贴士

多吃番茄可以预防前列腺疾病,这是因为番茄里含有大量的番茄红素,但生的番茄汁却不具备这项保护功能。因为番茄红素只有用油脂烹饪过,才能被人体吸收而产生功效。

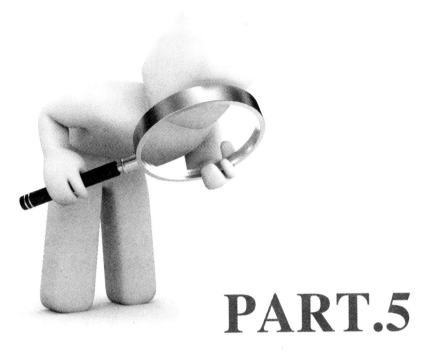

PART.5
适时给自己的心灵"排毒"

　　只要你在职场里待一天，就要承受一天来自四面八方的压力。当压力找不到宣泄的出口时，便会引发各种心理疾病，而且同时也会在体内产生毒素，给心理和身体都带来伤害。说出你的"秘密"吧，适时给心灵排毒，也是缓解压力的妙招。

Chapter 1

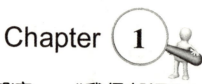

抑郁症——"我很郁闷"

> 抑郁症已成了现代都市中一种常见病，尤其职场上的男男女女似乎有太多理由抑郁：各种工作计划、各种会议、应付客户的各种问题、担心自己的位子会不会被人顶替……除了工作，生活里还有太多的事情需要去面对，一旦没有妥善解决，白领们只好抑郁了。

　　"我很郁闷"已成为职场人的口头禅，而它所表现的精神状态就普遍存在于上班族中。由于工作生活中遇到问题未能妥善解决，同时又没有渠道纾解情绪，最终就会积聚内心而产生病态，也就患上了抑郁症。抑郁症患者由于情绪低落、悲观厌世，严重时很容易产生自杀念头。并且，由于患者思维逻辑基本正常，实施自杀的成功率也较高。

　　有一名女性者，她是一家外企的销售经理，由于公司调整了销售任务指标，她作为部门领导，常感到力不从心，工作时也心烦意乱。而由于工作的繁忙，使她无暇经营感情，终于也和男友分手。事业上的不顺，加上感情的打击，让她每天都过得浑浑噩噩，甚至出现过自杀的念头。家人带她去看医生，诊断为患了抑郁症。

　　像这名女患者的情况其实在职场白领中并不少见。抑郁症是一种精神疾病，主要表现为情绪低落，对各种事物兴趣减低，悲观，思维迟缓,缺乏主动性,自责自罪,饮食、睡眠差,担心自己患有各种疾病,感到全身多处不适,严重者可出现自杀念头和行为。

抑郁症是精神科自杀率最高的疾病。抑郁症的发病率也很高,几乎每5个成年人中就有1个抑郁症患者,因此它被称为精神病学中的"感冒"。

抑郁症与一般的"不高兴"有着本质区别,不是一时闹情绪、想不开,而是一种疾病,有明显的特征。具体症状如下:

1.情绪不稳定,抑郁心境程度变化大,可从轻度的情绪不佳到忧伤、悲观甚至绝望。患者感到心情沉重,生活没意思,高兴不起来,郁郁寡欢,度日如年,痛苦难熬,不能自拔。有些病人也可出现焦虑、易激动、紧张不安。

2.多数抑郁患者都对任何事物会丧失兴趣,丧失对生活、工作的热忱和乐趣,对任何事都兴趣索然。对既往爱好也不屑一顾,常闭门独居,疏远亲友,回避社交。

3.精力明显不够充沛,疲乏无力,干一些日常生活的小事都感到力不从心。患者感到自己几乎要精神崩溃。

4.早期即可出现性欲减低,男性可能出现阳痿,女病人有性感缺失。

5.有睡眠障碍,如早醒,比平时早醒2~3小时,醒后不复入睡,陷入悲哀气氛中。

6.自卑情绪严重,过分贬低自己,以批判、消极和否定的态度看待自己的现在、过去和将来,这也不行,那也不对,把自己说得一无是处,感觉前途一片黑暗。强烈的自责、内疚、无用感、无价值感、无助感。

7.抑郁状态持续时间长久,工作学习起来注意力难以集中、记忆力减退、脑子迟钝、思路闭塞、行动迟缓,有些患者则还会表现为不安、焦虑、紧张和激动。

8.有食欲减退、体重减轻、心悸、胸闷、胃肠不适、便秘、性功能低下和心境昼夜波动等生理症状,但并非每个抑郁患者都会出现。

9毫无缘由地感到内心十分痛苦、绝望,感到生活是负担,不值得留恋,以死求解脱,可产生强烈的自杀念头和行为。

10. 情绪心境有昼重夜轻的变化。往往在早晨或上午陷入情绪低谷,到了下午或傍晚有所好转,能够做一些简单的沟通和力所能及的事务。

为什么那些高级白领们表面看起来光鲜靓丽,身着名牌、出入高档场所,内心却有如此的缺失,被抑郁症困扰呢?下面的状态或许能够解释这个疑问。

首先就是社会压力使职场上班族们常常感到紧张焦虑,而无法感到轻松。在急剧变化的社会竞争面前,人们心理放松、宣泄的机会和渠道越来越少,无法调整自己原有的心理定式和行为模式。多数职场人感到压力较大,产生职业倦怠。常有失眠、记忆力衰退、容易产生紧张、焦虑的情绪。

再有就是心理失衡,没有公平感。由于现实一些体制机制还不够完善,人们在资源占用、机会获取、成果享用等方面出现事实上的不公平,往往在比较中产生相对剥夺感和失衡心理。加之现代社会信息化程度高,各种不平衡、不公平信息会迅速广泛地传播,造成很多人的心理失衡。日积月累,这种情绪没有及时得到调整,势必产生严重的心理问题。

竞争的残酷与激励,让上班族们对未来的安全预期缺乏、对未知的担忧恐惧、对变化的心理准备不足。就很容易产生焦虑、恐惧、迷茫心理,出现信任、信念和诚信危机。

职场上班族们的生活幸福感越来越不容易达到。当追求和拥有财富不再只是满足生活的必需,而是成为身份、地位的象征和炫耀时,精神就会变得空虚、痛苦和迷茫,无法感到幸福。

由于社会人口模式的变化,人口流动范围加大,生活环境变化加快,使上班族们缺乏归属感,而对社会产生越来越多的陌生感,有时感觉自己属于社会的边缘人群,进而产生一种孤独感与无助感。

另外,社会对心理疾病存有偏见和歧视,得不到同情也是抑郁症患者增多的因素之一。很多心理精神疾病患者常因"羞耻感"而不能及时就医,延误了诊治。而且精神疾病康复者不能顺利回归社会大家庭,也导致了心理精神疾病复发率增高。

在对抑郁症的探究上,除了西医有系统的研究与治疗,我国传统中医对抑郁症的研究也是由来已久,而且中医对忧郁症有其独特的看法。中医认为抑郁症分如下几种:

心肝火旺 表现为在情感躁狂等症状的基础上,多有通宵不眠,行为粗鲁或难以控制,甚或打人毁物等表现。可伴有体重锐减,性欲亢进,舌红、苔或黄燥,脉弦滑或数。治疗时宜清心泻肝,以凉血安神为主。

阳亢血热 表现为情绪高涨,兴奋欢愉,自身感觉特好,每有自得之态,思维活跃,联想丰富,谈笑风生,滔滔不绝,有时则信口开河,夸大其词;精力旺盛,整日忙忙碌碌,但往往有始无终,不能专注于某一事情;自制力减退,容易冲动,或因琐事与人争执,暴跳如雷,片刻间即可为其高涨的情绪所淹没,寐少口干,面红头痛,舌质偏红,苔白或微黄,脉弦或兼滑。治疗时宜育阴潜阳,以凉血安神为主。

脾肾阳虚 表现为在情感忧郁等的症状的基础上,兼见嗜卧少动,惊恐多疑,自责自罪,甚或有轻生厌世的意念或行为,消瘦乏力,腹胀便溏,舌淡胖,边有齿痕,苔白或滑,脉象沉细,或兼弦滑。治疗时宜温补脾肾,以养肝解郁为主。

心脾两虚 表现为在情感忧郁等症状的基础上，兼见心悸易惊，失眠健忘，自觉思维迟钝，工作或学习效率下降，有自责自罪及疑病倾向，消极缄默，倦怠乏力，腹胀便溏，或口干便结，舌淡苔白，或边有齿痕，脉象细弦或细缓。治疗时宜健脾养心，以理气解郁为主。

肝虚气滞 表现为情感忧郁，悲观失望，忧心忡忡，兴致索然，面容愁苦，沉默寡言，其情感变化有昼重夜轻的特点，可伴有两胁不适或胀满，失眠多梦，容易疲倦，纳呆少食，舌苔薄白，脉象弦细，或虚弦。治疗时宜温胆养肝，以理气解郁为主。

心灵抗感，远离抑郁

既然抑郁症成了职场人群的精神"流感"，那么不妨接受这个现实，在生活中有意识地给自己注射精神"流感"疫苗，以防抑郁的侵袭。

或许我们无法改变客观环境，但我们可以培养自己良好的性格。一个人应付外界刺激的方式与他的人格特点密切相关，表现为对问题的评价是否符合实际；对问题的解决是否恰当。有的人要么把精神刺激过分夸大，产生过度忧郁反应；要么在精神刺激后逃避现实，酗酒或滥用药物，自欺欺人，自我伤害，使现实困难和忧郁情绪长期存在。如果一个人有良好人格，面对精神刺激会积极寻求外界帮助，增强自信心，提高处理繁杂问题的实际技能，避免外界刺激对自己造成严重的心身损害。

在工作生活中要多交朋友，把自己置于集体中，从丰富多彩的集体活动中寻求温暖和友谊。不要整天把自己关在家里，想些不顺心的事。要会把自己不愉快的心事向朋友、家人诉说，发发牢骚，把苦水倒出去，从宣泄中得到解脱。尤其是一些高管和白领，承受的压力比较大，而自己的苦恼又不愿意给朋友和家人说，更应该及时纠正这种状态。

学会驾驭自己的情绪,保持一份好心情。人生不顺心的事十之八九,失意几乎不可避免,忧郁情绪随时都会发生,万事如意只是一种美好的愿望和祝福,要常保持一份好的心情,遇到不愉快的事,多从好的、积极的方面着想,保持豁达的情怀。学会直率、坦诚,不要过分自责、自卑、自怜。不要与人攀比,不要有过高的奢望,合理调节自己的抱负水准,常常保持乐观的情绪。

　　有意识地培养多种兴趣,广泛的兴趣是抑郁症的“救生圈”。当一个人的人生只有一种选择的时候,他的快乐也只能是单向选择,这种快乐也是不稳定的,应该借助多种方式调节释放自己。多参加一些体育活动,如游泳、慢跑、骑车等有氧运动可以刺激脑内啡的分泌,产生令人愉悦的物质,而使人感到快乐。同时在参加这些活动过程中不仅是增强体质,更重要的是增强了人与人的交流。

　　选择一些优秀文学作品来阅读,是平和心绪的好方法。比如在人们阅读童话时,往往被作品中的童心和美好的理想所感染,唤醒沉睡的童年记忆。同时,作品中描写的富有人性的花鸟鱼虫,能引起人们强烈的美感,超越自己的处境进入另一个世界中去,心理上的压力解脱了,心情也就舒畅了。

　　一定要早期发现,早期治疗。抑郁症会让病人的情感、兴趣、睡眠、食欲明显紊乱,心理功能整体受损,严重干扰工作和生活。早期发生的抑郁症通常会反复发作,还容易导致其他严重疾病。因此,要早期诊断,避免对工作和生活造成影响,以至于恶性循环。

自助治疗,走出抑郁阴霾

　　抑郁患者要想尽快走出抑郁症的阴霾,自助也很重要。在工作生活中坚持做到下面几条,走出抑郁将指日可待。

调整态度 抑郁症是一种疾病,也不受人的意志所控制。不要认为这是一种"羞于见人"的难言之隐。不要自责"为什么得了这种病",而应积极地去寻求帮助,尽快进入康复的治疗阶段。

遵循医嘱 认真地按照医生的指导用药,定期就诊,让医生能够及时准确地监测到疗效,并适时调整治疗方案和药物。

劳逸结合 如果感到工作紧张,被压得喘不过气来,就要及时调整,寻求同事的帮助,放下工作,到户外放松一下,或听轻松、快乐的音乐。

简化生活 患上抑郁症后,就要有意识地去改变自己的生活态度和方式,不要期望可以像发病前一样,如果发现某事太难做,干脆置之不理。如果还要求自己像个健康人一样可以同时做很多事,或快速完成某项任务,你可能会觉得力不从心,从而变得更加沮丧,影响病情的恢复。

参与活动 参加一些擅长的、能让自己有成就感的活动,这样的活动能让自己逐渐恢复自信。同时要清楚,恢复正常需要一段时间,不要着急,时常暗示自己"一定会好起来的"。这对治疗抑郁症大有裨益。

肯定自己 只要症状有了一些改善,你都要心里感到满足。这样能让你逐渐恢复活力,一点点找到曾经健康的自我。

避免重要决策 生活中可能会遇到一些大事需要决策,但由于抑郁症,做出重大决定的能力就会受影响。因此,最好等病症治愈之后,且对决策力有信心时再做出重大决定。

防止复发 如果病情已基本好转,防止复发就成了关键。要依旧严格遵循医生制订的治疗计划,并保持良好的生活习惯。关注自己的变化,对复发信号保持警觉。尽管每人的复发信号不尽相同,但你如果很早就醒来、饭量也比平时少、感觉特别烦躁、对任何事都漠不关心等就要留神了。

吃掉抑制抑郁的食物

吃一些能让人"开心"的食物可有效抑制抑郁症,不妨一试。

◆海鱼:海鱼中含有 Omega-3 脂肪酸,与常用的抗抑郁药成分有类似作用,能增加血清素的分泌量。而血清素可以镇定情绪、解除焦虑。

◆香蕉:香蕉中含有一种称为生物碱的物质,可以振奋人的精神和提高信心,而且香蕉是色胺酸和维生素 B_6 的来源,这些都可帮助大脑制造血清素。

◆全麦面包:碳水化合物可以帮助增加血清素。有些人把面食、点心这类食物当做抗抑郁剂是很科学的。

◆菠菜:缺乏叶酸会导致脑中的血清素减少,导致抑郁情绪,而菠菜是富含叶酸最著名的食材。

◆樱桃:樱桃被西方医生称为自然的阿司匹林。因为,樱桃中有一种叫做花青素的物质,能够制造快乐。人们在心情不好的时候吃 20 颗樱桃可能比吃任何药物都有效。

◆大蒜:大蒜虽然会带来不好的口气,却会带来好心情。德国一项针对大蒜的研究发现,焦虑症患者吃了大蒜制剂后,会感觉不那么疲倦和焦虑,也不容易发怒了。

◆南瓜:南瓜之所以和好心情有关,是因为它富含维生素 B_6 和铁,这两种营养素都能帮助身体所储存的血糖转变成葡萄糖,葡萄糖正是脑部唯一的"燃料"。

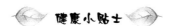

健康小贴士

对于抑郁症患者,平时饮食宜多吃富含维生素、膳食纤维、叶酸、维生素、钙、镁的食物,忌浓茶、烟酒、咖啡、巧克力等刺激精神兴奋的食物。

Chapter 2

强迫症——谁让你欲罢不能

职场竞争的残酷,让很多上班族变得越来越偏执。做任何一件事情都要做到尽善尽美,有时还会制定一些不切实际的目标,不仅强迫自己也要求周围的人去达到这个目标。然而现实与理想的目标存在差距是无法避免的,于是上班族们开始抓狂了。

"强迫症"已经开始在都市白领中被迫蔓延。之所以说被迫,着实因为职场环境的特点:压力大、竞争激烈、淘汰率高等。这些因素让白领们感到脆弱、急躁,很容易产生强迫心理,从而引发强迫症。

曾有一名患者给我讲述她的经历。她是在一家合资企业给总经理做文秘,而由于领导的严厉风格,让她养成了做任何事都要重复的毛病。每次领导向她布置任务,她都逐字写在纸上,心里不断地重复生怕记错,生怕误解了经理的意图。每次跟领导出席会议,她会一遍遍检查公文包里的所需的各种资料,总觉得没有带齐。每起草完一份合同文案,她总要逐字逐句地重复看上好几遍。周末休息时,还经常躺在床上觉得文案中写了错别字,有好几次都周末跑去公司重复看文案。显然她是患上了强迫症。

生活中很多人都曾有过类似上面这名患者的感受和经历:走到门口突然不能确认自家防盗门是否锁好,于是返回检查一番;刚刚整理好的手包又觉得东西没带齐；上班时总想自家的煤气没有关掉等。在大多数人身上都曾发生过强迫的思想或行为，如果强迫现象只是轻微的或暂时性的，当事人不觉痛苦，也不影响正常生活和工作，就不算病态，也不需要治疗。而如果强迫行为每天出现数次，且干扰了正常工作和生活就可能是患了强迫症，需要治疗了。

强迫症是强迫性神经症，是一种神经官能症，属于焦虑症的一种。患有此病的患者总是被一种强迫思维所困扰，在生活中会反复出现强迫观念和强迫行为等一些症状。然而患者自知力完好，知道这样是没有必要的，但却不能以主观意志加以控制，无法摆脱，因此会感到很痛苦。

强迫观念症状 即某种联想、观念、回忆或疑虑等顽固地反复出现，难以控制。具体分为以下几种类型。

强迫联想：反复想象一些不幸的事件会发生，虽明知不可能，却无法控制大脑不去想，同时引起紧张情绪和恐惧。

强迫疑虑：对自己日常行为，产生不必要的疑虑，要反复核实。如出门后担心门窗是否确实关好，必须回去检查几次，否则则感到焦虑不安。

强迫回忆：反复回忆曾经做过的无关紧要的事，虽明知无任何意义，却不能克制，非要回忆不可。

强迫性穷思竭虑：对自然现象或日常生活中的毫无意义的事件进行反复思考，而且无法克制。

强迫对立思维：两种对立的词句或概念反复在脑中相继出现，而感到苦恼和紧张，如想到"拥护"，立即出现"反对"；说到"好人"时即想到"坏蛋"等。

强迫行为症状　常见典型的强迫动作有下面几种。

强迫洗涤：反复多次洗手或洗物件，心里总觉得还是脏兮兮的不干净，明知已洗干净，却不能自制而非洗不可。

强迫检查：通常与强迫疑虑同时出现。对明知已做好的事情不放心，必须反复确认，如反复检查已锁好的门窗，反复核对已写好的账单、信件或文稿等。

强迫计数：不由自主地去数台阶、电线杆，若漏掉了要重新数起。重复做某个动作数次，否则感到不安。

强迫仪式动作：在日常活动之前，先要做一套有一定程序的动作，如睡前要一定程序脱衣物并按固定的规律放置，否则感到不安，而重新穿好衣、鞋，再按程序脱。

是什么在"强迫"你

患上强迫症，虽然表现出的症状不同，但每一种症状都让患者痛苦不堪，甚至影响到正常的生活和工作。对于治疗这种心理疾病，我们首先要看究竟是什么原因造成的，从而一步步抵达患者的内心深处的"病源"。而引发强迫症的因素其实包括了性格因素、精神因素以及社会因素等 3 个方面。

性格因素　多数强迫症患者在病前就已经有一定程度的强迫人格了。其特征表现为节俭、拘谨、犹豫、小心翼翼、过分注意细节、爱思考、要求完美，但又过于刻板和缺乏灵活性等。

社会因素　由社会环境的各种压力造成躯体健康不佳或长期身心疲惫，会促进具有强迫性格者出现强迫症。

精神因素　包括造成长期思想紧张、焦虑不安的心理因素，或带来沉重精神打击的意外事故，均是强迫症的精神诱发因素。

可见具有强迫性格倾向的人更易患强迫症，因此预防强迫性格缺陷对防治强迫症具有重要意义。那么如何改善性格上的缺陷呢？下面几点建议会有所帮助。

首先，不要过分在乎自己的形象，追求十全十美。不要老是问自己："我做得好吗？""这样做行不行？""别人会怎么看我？"等问题。

无论是生活中还是工作上，都要学会顺其自然。有些强迫症患者喜欢琢磨，一个芝麻大的小事情往往会想出天大的事来。在工作和生活中，要学会接纳他人，学会适应环境而不是想办法去改变环境，思考问题时不要钻牛角尖。在做一件事情时，要学会享受过程，而不过分看重结果。做事情抱着一种欣赏、感受、体验快乐的心情和热情。

然后就是调整态度，对自己的个性特点和所患疾病有正确客观的认识，对现实状况有正确客观的判断。丢掉精神包袱，减轻不安全感，学习合理的应急处理方法，增强自信，以减轻其不确定感。不好高骛远，不过分追求精益求精，以减轻其不完美感。

另外，当症状表现过于严重，自我调节不能解决问题时，一定要请心理医生或精神科医生实施必要的心理治疗。

小测试

看看下面的行为，如果你有一条或一条以上的症状持续存在，影响到了自己的正常生活，说明你可能已有强迫症，就有必要采取措施了。

1.脑子里不得不毫无理由地重复相同的内容、句子或数字很多遍。

2.经常反复洗手而且时间很长，超过正常所需洗手的次数。

PART.5
适时给自己的心灵排毒

3.经常没必要地检查门窗、煤气、钱物、文件或信件等。

4.觉得自己穿衣、脱衣、清洗、走路时要遵循一定的顺序。

5.在某些场合很害怕失去控制做出尴尬和糟糕的事情来。

6.干什么事情都经常迟到,因为花了很多时间重复去做某些事情。

7.为了完全记住一些不重要的事情而大受困扰。

8.经常有莫名地想要破坏某些物品或伤害他人的冲动。

9.不受控制地反复做某些事情,直到认为自己已经做好了为止。

10.对自己做过的大多数事情感到怀疑。

11.听到自杀、犯罪或一些不好的事情时,会心烦意乱很长时间,很难不去想它。

12.一些不愉快的想法常违背意愿地进入头脑,无法摆脱。

13.时常无故担心自己患了某种疾病。

14 时常无原因,不受控制地计数。

15. 常设想由于自己粗心大意或细小的差错会引起灾难性的后果。

拒绝强迫,不再纠结

一般认为,患有强迫症的病人有一些共有特定的人格个性,其中最突出的就是"完美主义",凡事要求"十全十美"。他们的性格特征通常为人谨慎、墨守成规、缺乏通融和幽默感、太过理性;内心常常有明显的冲突,徘徊于服从与反抗、沉默或爆发两种极端。他们常常对自己、对别人要求很高,怀疑和否定自我,缺乏自信心,常因此而无法接受自己强烈矛盾的内心冲动欲望而崩溃。但强迫症并不可怕,只要能勇敢理智地面对它,用正确的方法去治疗,完全可以不再被"强迫"。以下几种自我心理疗法不妨一试。

顺其自然法 任何事情顺其自然,该怎么做就怎么做,做完就不再想它,不再评价它,如好像有东西忘了带就别带它好了,东西没收拾干净就让它脏着乱着。经过一段时间的努力来克服由此带来的焦虑情绪,强迫症状会慢慢消除。

宣泄疗法 把自己的紧张情绪说出来,如自己过去曾在某个时候受到的心理创伤,有过不幸遭遇和紧张、焦虑、恐惧的原因等,将内心的痛苦情绪尽情地发泄出来。说出自己的恐惧和紧张的同时,也就降低了恐惧,缓解了紧张。

转移注意力 当自己意识到出现症状了,就要想办法转移自己的注意力,尽快脱离现实症状,以免越陷越深。例如,克服上班出门时就要反复检查门锁的症状,那就时间安排得紧一点,如果平时上班需在路上花 30 分钟,20 分钟就紧张了,那么就留 20 分钟赶路,由于时间紧,出门前先用心看看门锁,出门后注意力都在赶时间上,也就不会返回头去检查门锁了。

不做完美主义者 强迫症患者常常有完美主义倾向,但其实对任何事情都要求毫无差错的心态是不正确的。本来就不存在十全十美的完人,我们可以尽力把该做好的事做好,但每个人都应承认和接受自己有犯错误的可能。因此,强迫症患者对工作、学习、生活应采取乐观态度,学会对人对事不必过分认真,对自己也不必过分苛刻,提高自己随机应变的能力。

多参加集体活动 和朋友一起去参加各种有趣的文体活动,不仅可以解除生活或工作中的单调、乏味,还能减轻精神压力和紧张情绪。坚持正常的工作与生活,做自己应该做的事,让生活充实起来,就会减

PART.5 适时给自己的心灵"排毒"

轻症状的干扰,恐惧和焦虑也会逐渐减轻。

心灵按摩操

以下的两种放松方法可以帮助强迫症患者排除杂念、平和心境,达到缓解紧张、焦虑,按摩身心的目的。

◆深呼吸放松:长长地、慢慢地吸气,可以将自己的肺部想象成一个气球,尽量将这个气球充满。同时心中默数 4 下,每下持续 1 秒钟。当感到气球已经全部膨胀了起来,就表明已经气沉丹田。保留 2 秒钟后,轻轻地、慢慢地将气呼出。呼出的同时也在心中默数 4 下,每下持续 1 秒钟。

◆想象放松:尽量运用各种感官,听其声、嗅其味、观其形、触其柔,恰如亲临其景。比如,您可以想象在一个暮春的下午,夕阳西下、余晖相映,自己踩在柔软的草地上,清新的野草味、花香味以及田园味阵阵扑鼻,不时还有鸟儿鸣叫、蜂蝶飞舞。微风拂面,就像小时候妈妈温柔的抚摸;柔光沐浴,就像出远门时父母的谆谆叮咛;高天远山令您心旷神怡。此时舒展全身,慢慢地做深呼吸,感到身心无比放松。

这些食物让你不再"被强迫"

◆菠菜:菠菜中含有丰富的镁,镁是一种能使人头脑和身体放松的矿物质。同时也含有大量铁质和人体所需的叶酸。缺乏叶酸会导致精神疾病,包括社交恐惧症和早发性痴呆等。

◆燕麦:有助摆脱焦虑。燕麦中富含 B 族维生素,而 B 族维生素有助于平衡中枢神经系统,使你安静下来。

◆瓜子:瓜子富含可以消除火气的 B 族维生素和镁,还能够令患者血糖平稳,有助于强迫症患者心情平静,远离愤怒。

◆香蕉:有助减少忧虑。香蕉中含有一种被称为生物碱的物质,可以振奋精神和提高信心。而且香蕉是色胺酸和维生素 B₆ 的超级来源,这些都可以帮助大脑制造血清素,减少产生忧虑的情形,有利于大脑神经的宁静和愉快。

◆葡萄柚:葡萄柚不但有浓郁的香味,也可以提神醒脑、加强自信心,更能净化繁杂思绪。其所含的高量维生素 C 可以使精神和机体更有抵抗力。

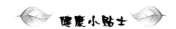

健康小贴士

平时饮食要养成规律,按时按量,而暴饮暴食会使人脑部情感控制区出现紊乱,从而诱发强迫症的发生。

适时给自己的心灵排毒

Chapter ③

焦虑症——眉头上的把把紧"锁"

> 高学历、高收入的职场白领们成了各种心理疾病的众矢之的。到医院检查没有什么病，却还常常突发性地恶心、不安，无缘无故地焦躁。这其实就是焦虑症在作祟。

焦虑症在上班族中非常多见。由于工作压力和人际关系的处理，每天都处于高度紧张之中。常常由于遇到一些应急事件，被老板或客户挑刺，或生活中的感情危机等，而一旦不能调整好心态，慢慢地就积累出了焦虑症。

有一名患者，患上焦虑症的原因却是自己被提升。他任职于一家外企市场部，由于工作卖力，业绩突出，在市场部做了没多久就被升为部门主管。可自从做了主管以后，休闲时间越来越少，按照以前正常的计划完成工作任务其实没有问题，但是他突然觉得压力特别大，总感觉无法完成任务。以往，他每周都还有时间锻炼身体，但现在周末也要加班。平时工作总提不起精神来，睡不好、吃不香的，常常莫名地烦躁悲观。然而体检时，身体没有任何问题，其实是患上了焦虑症。

焦虑症的焦虑情绪并非是由实际威胁所引起的，其紧张惊恐程度与现实情况是不相称的，常伴有头晕、胸闷、心悸、呼吸困难、口干、尿频、尿急、出汗、震颤和运动性不安等症状。焦虑症与正常焦虑情绪反应不同。正常人在面对困难，预感将要发生不利的情况或危险时，可产生焦虑，这种焦虑通常并不构成疾病，是一种正常的心理状态。而且焦虑从某个角度讲并不是坏事，焦虑往往能够促使人鼓起勇气，去应付即将发生的危机。但是当焦虑的程度及持续时间超过一定的范围时就构成了焦虑症状，会起到相反的作用，比如妨碍应付、处理面前的危机，甚至妨碍正常生活。焦虑症的主要症状如下：

1.毫无理由或小题大做，以及没有明确对象和内容的焦急、紧张和恐惧；

2.总感觉要天降大祸、某些危险即将来临，但是自己又说不出究竟存在何种威胁或危险；

3.持续时间长，如不进行积极有效的治疗，几周、几月甚至数年迁延难愈；

4.焦虑症除了精神上感到紧张和惊恐外，同时伴有多种躯体症状，如头晕、胸闷、心悸、呼吸困难、口干、尿频、尿急、出汗、震颤和运动性不安等症状。

由此看来，焦虑症是一种无根据的惊慌和紧张，心理上体验为泛化的、无固定目标的担心惊恐，而在生理上伴有警觉增高的躯体症状。

患焦虑症的人性格大多比较胆小、自卑多疑，做事思前想后、犹豫不决，对新事物及新环境不能很快适应。虽然焦虑症属于心理疾病，但也会导致很多其他系统的疾病，比如：慢性咽喉炎、口腔溃疡；肠易激综合征、结肠炎、慢性胃炎；神经性头痛、头晕、头昏、失眠、多梦；多汗、虚汗、盗汗、怕冷、怕风；心脏神经官能症、胃神经官能症；脖子肌肉僵硬、关节游走性疼痛、幻肢痛；记忆差、反应迟钝、神经衰弱；早泄、易感冒、免疫力低下。

因此，一旦有焦虑症倾向就要及时就医治疗，以免引发其他疾病，使身心兼苦。

小测试

你在焦虑吗？可以根据下面的方法来自测，看看自己是否可能患上了焦虑症。下面有二十条题目，根据你最近一星期的实际情况在后面用这四个选项做标注：A没有或很少时间，B小部分时间，C相当多时间，D绝大部分或全部时间。

1. 我觉得比平时容易紧张或着急；

2. 我无缘无故会感到害怕；

3. 我容易心里烦乱或感到惊恐；

4. 我觉得我可能将要发疯；

5. 我觉得一切都很好；

6. 我手脚发抖打战；

7. 我因为头疼、颈痛和背痛而苦恼；

8. 我觉得容易衰弱和疲乏；

9. 我觉得心平气和，并且容易安静坐着；

10. 我觉得心跳得很快；

11. 我因为一阵阵头晕而苦恼；

12. 我有晕倒发作，或觉得要晕倒似的；

13. 我吸气呼气都感到很容易；

14. 我的手脚麻木和刺痛；

15. 我因为胃痛和消化不良而苦恼；

16. 我常常要小便；

17.我的手脚常常是干燥温暖的；

18.我脸红发热；

19.我容易入睡并且一夜睡得很好；

20.经常睡不着，即使入睡也容易惊醒，或者时常做噩梦。

完成后，给自己计分：正向计分题A、B、C、D按1、2、3、4计分；反向计分题按4、3、2、1计分。反向计分题号为：5、9、13、17、19。将20条题项的得分相加算出总分"Z"。根据Y＝1.25×Z，取整数部分。Y<35，心理健康，无焦虑症状；35≤Y<55，偶有焦虑，症状轻微；55≤Y<65，经常焦虑，中度症状；65≤Y，有重度焦虑。

以上这个测试只是一种焦虑程度的自我测试，由于存在制约性的问题，并不能作为准确诊断的依据，如果遇到一些心理问题无法解决时，还是要及时让医生给出诊断和治疗。

当焦虑暗暗袭来时

职场环境残酷，焦虑似乎人人都会有。预防焦虑症，那就要懂得化解每一个"焦虑"，以使其不积久成病。当焦虑袭来时，不妨试试用下面的一些方法来缓解情绪。

当你感到情绪紧张，呼吸加速时，不妨作腹部深呼吸，有助于排解压力，消除焦虑与紧张的情绪。深呼吸可以迫使你呼吸速度放慢，使身体感觉不到焦虑的干扰。腹部呼吸的动作是在一吸一呼时，腹部随之一起一伏的运动。

我们知道当一个人面临压力时，不由自主地就会咬紧牙关。此时不妨有意识地放松下颚，左右摆动一会儿，以松弛肌肉，缓解压力。还可以做做扩胸运动，因为许多人在焦虑时会出现肌肉紧绷的现象，不妨上下转动双肩，并配合深呼吸。举肩时，吸气；松肩时，呼气。如此反复运动数次,就会感觉身心轻松许多。

无论何时都要保持乐观。当你缺乏信心时,不妨想象过去的辉煌成就,或想象你成功的景象。你将很快地化解焦虑与不安,恢复自信。在紧张焦虑时,也可有意识地闭上眼睛去幻想自己正躺在洒满阳光的柔软的沙滩上,凉爽的海风让你心旷神怡。这对纾解你的紧张与焦虑或许会有意想不到的效果。

要经常肯定自己,尤其当焦虑袭来时,反复地告诉自己,"没有问题,我可以应付,我不比别人差"。这样可使你渐渐消除呼吸加快及手冒冷汗的本能反应,使你正常的大脑反应逐渐表现出来,让自己真正平静面对。

当面对一些会让你焦虑的事情时要学会暂时放松数秒,可以大幅改善焦虑的程度。例如,当电话铃响,先做个深呼吸,再接听。养成这种有意识地放松数秒钟的习惯,可使你镇定下来,去控制焦虑,而不是被焦虑掌控。假使眼前的工作让你心烦紧张,你可以暂时转移注意力,把视线转向窗外,甚至可以起身走动,到露台上呼吸一下新鲜空气,暂时避开低潮的工作气氛,让自己的身体适时地获得松弛,从而暂时缓解眼前的压力。到了周末假日,可多进行一些户外活动,抛开工作的烦恼。

平时你在某些地方,例如私人办公室或自己的车内、家里,放声大喊是发泄情绪的好方法。不论是大吼或尖叫,都可适当地宣泄焦虑。再有就是多休息,保持睡眠充足是减轻焦虑的一剂良方。睡眠愈少,情绪将愈紧绷,也就更容易发病,因此要调理好睡眠。

相信自己,打垮焦虑

焦虑症属于心理疾病,除了适当配合药物进行治疗外,心理疗法也是必需的,患者不妨按以下几种方法进行自我心理暗示。

增加自信 自信是"打垮"焦虑症的必要前提。那些对自己没有信心的人,很怀疑自己能完成和应付一些事件,甚至夸大自己失败的可能性,从而忧虑、紧张和恐惧。因此,焦虑症患者必须首先自信,减少自卑感。相信自己每增加一次自信,焦虑程度就会降低一点,当完全恢复自信时,也就是摆脱焦虑时。

自我反省 有些焦虑症起因是由于患者曾经过度或长期地压抑了自己的某些情绪或欲望,虽然事情已经过去,但这种情绪并没有消失,仍潜伏于意识中,因此便产生了病症。此种情况下,必须进行自我反省,把潜意识中引起痛苦的事情诉说出来,以得到发泄。

自我转移 焦虑症患者,总是不由自主地胡思乱想,心绪不宁,痛苦异常。患者可采用自我刺激法,转移自己的注意力。如在胡思乱想时,找一本简单而有趣的书去阅读,或从事一些体力劳动,从而忽略痛苦的事情。这样就可以防止胡思乱想再产生其他病症,同时也可增强你的适应能力。

焦虑症患者,如果能够严格遵照医嘱,并积极地配合自我治疗,一定能摆脱焦虑。

摆脱焦虑小窍门

生活中有很多方法可以帮助你纾解紧张情绪、克服焦虑,你可以从中选择最适合自己的方式。

坚持体育运动,运动可消除烦恼及控制紧张与焦虑的情绪。它能消耗一些紧张时所分泌的化学物质。同时,运动能让肌肉疲劳,也就是让肌肉放松。任何形式的运动都有益,如跑步、走路、打球等。但要坚持养成习惯,十天半个月才运动一次,是不会有效果的。

PART.5 适时给自己的心灵"排毒"

另外,大部分人在处于焦虑时,会发生某些部位肌肉紧绷的现象。焦虑会产生肾上腺素,使肌肉紧缩,结果导致更多肾上腺素生成,使肌肉更收缩,造成恶性循环。可以按摩颈背肌肉及上半部背肌数分钟。按摩太阳穴也可纾解颈部肌肉。

　　每天洗个热水澡,热水可消除焦虑反应。当我们紧张与焦虑时,流到四肢末梢的血液减少。热水可使身体恢复血液循环,帮助身体放松。

　　多听听舒缓美妙的音乐,音乐是对抗焦虑的好帮手。它不仅使肌肉松弛,也使精神放松,心情愉悦,使你积聚的压力得到释放。

　　培养一些个人爱好,比如养花、钓鱼、画画、下棋等。在你从事这些业余爱好活动时,心情也得到了很好的纾解,因此不妨花些时间去做自己喜爱的事。

饮食调养

　　饮食不当对焦虑症的恢复有很大影响。要避免咖啡因及酒精,还需远离糖、白面粉制品、腌肉、辛辣刺激的调味料等。多多饮水,多食水果、蔬菜和纤维性食物,注意多吃富含维生素 A、胡萝卜素以及维生素 B_2 的食物;同时,选用含磷脂高的食物以健脑,如蛋黄、鱼、虾、核桃、花生等;还要有意识地多选用保护眼睛的食物,如鸡蛋、动物的肝肾、胡萝卜、菠菜、小米、大白菜、番茄、黄花菜、空心菜和枸杞。

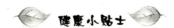
健康小贴士

　　一些焦虑症严重的患者,就必须在医生的指导下使用抗焦虑药物。常用的有安定、利眠宁等。如果焦虑伴有抑郁,可服用多虑平、阿米替林等三环类抗抑郁药。

Chapter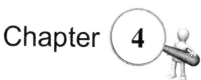

"星期一综合征"——每周的"世界末日"

星期一是每周开始上班的第一天，也是上班族们最不喜欢的一天。没来由地感到烦躁、昏昏欲睡，完全没有工作状态。照理说周末休息了两天，应该精力充沛地面对新的一周，可为何会如此无精打采？一定要讨一个"说法"的话，那就是犯了"星期一综合征"。

可以说几乎所有职场人士都有过"星期一综合征"的体会。一到周一上班就感到疲倦、头晕、胸闷、食欲不振、健忘、注意力不集中等。由于不能及时调整心态，而导致工作效率大大降低。

一个朋友曾经由于严重的"星期一综合征"而在工作上犯了错误。她把罪过都归咎于这"黑色星期一"。每到周一她都会莫名其妙地感到烦躁不安。开完例会，看看本周的工作安排，想到还要和几个客户谈判，心里就一阵阵的发慌。一想到还要度过5天漫长的工作日，她就打不起精神来。她说："星期一是我每周最糟糕的一天了。"

为什么同样都是8小时的工作时间，却感到星期一要比别的工作日难熬呢？这是因为上班族们从星期一到星期五，一直保持分秒必争、聚精会神的忙碌状态，形成了与工作相适应的"动力定型"，把与工作和学习无关的事置之度外。而到了双休日，那些平时没时间做的事就被提上日程了。这样，双休日也成为格外忙碌的日子。有的人忙于繁杂的家务,里里外外,劳碌一番;有的人则趁双休日玩个痛快,逛商场、游公园、看电影等;也有的人则是利用双休日走亲访友,或家人团聚,不一而足。就是这样的周末,把原来建立起来的工作与学习的"动力定型"破坏了。待到双休日过后的星期一,必须全身心重新投入于工作和学习,即必须重新建立或恢复已被破坏了的"动力定型"时,就难免出现或多或少的不适应,即所谓的"星期一综合征"。

小测试

你有"星期一综合征"吗？对照下面的几个问题,看看你是否患上了"星期一综合征"。

1.一到周五就很兴奋,而且下午基本上做不了什么工作。

2.周日晚上一想到第二天就要去上班,总会情绪低落。

3.周一早上很不愿醒来,想赖床。

4.身体没有生病,但周一常常会出现疲倦、头晕、胸闷、食欲不振、周身酸痛、注意力不集中等症状,导致工作效率降低。

5.总感觉工作压力很大,无法放松。

6.一到周一总需要完成上周遗留下来的工作。

7.性格比较极端的人。

8.环境总是能轻易地影响自己的感觉和情绪。

如果以上问题回答"是"的在4个以下,那么"星期一综合征"还没有击中你。如果"是"在4个以上,你就要小心了,需要立刻调整心态,有必要的话就要去看心理医生。

19条妙计赶走灰色情绪

不要再让"黑色星期一"影响自己的工作效率和情绪了,对付这个每周的"世界末日"，其实有很多办法，下面的诸多方法总有适合你的。

1.条件允许时可以晒晒太阳，充足的阳光能刺激身体分泌激素，分解忧郁因子的负面影响。

2.改善一下工作环境，比如放一盆植物；或做自己喜欢的、擅长的那部分工作。

3.倾听自己内心的声音，不要总担心别人期望你怎样做，学会自我调节心理压力。

4.写下令你最烦恼的工作，对它制订完成计划。严格执行你的时间表，别把周五的工作拖到下周一完成。

5.中午休息时，出去散散步，在户外享受午餐或在窗边做几次深呼吸。

6.有时间就打电话给很久没联络的老朋友。

7.保证周日晚上 11 点以前就寝，最好睡前泡个热水澡，用舒缓神经的香薰作辅助，薰衣草会是不错的选择。

8.在周一安排需要与同事共同完成的工作，沟通能帮助你有效地减轻忧郁。

9.开始工作之前，先喝一杯鲜榨果汁清除身体中的毒素。

10.在周一的早晨，提早半个小时到公司，看看新闻、收收邮件，提前进入工作状态。

11.减少自己饮食中超过一半的脂肪食物。

12.方便的话可以安排周一中午与朋友约上吃午餐，这样你就会以相当期待，而不是恐慌的心情来迎接周一了。

13.精致的妆容和清新的衣着能帮你在五分钟内振奋精神，强力漱口水也有同样的功效。

14.调整自己的工作安排，别给周一的自己那么多工作任务。

PART.5 适时给自己的心灵"排毒"

15.安排周一早上外出工作会是个不错的选择,它能让你在面对冷冰冰的办公桌时有一个缓冲。

16. 一定要把周一的早餐做得丰盛而美味, 美食可以愉悦人的心情。

17.让自己暂时享受一下,允许周一早上打车,而不是挤地铁或公交去上班,这样有利于调整心态,保持良好的情绪。

18.不要在周末玩过头,如果有需要熬夜的娱乐活动就放在周六。到了周日就要把作息时间调整到正常状态,而且周日晚上吃的最好清淡些,不要喝酒。

19.做做"舒缓操":

第一步,舒适地坐在椅子上,把休息的意念送到全身各部位。

第二步,放松脚尖,接下来逐渐向上放松脚腕、小腿、膝盖、大腿;松弛到肩部后,再转向两手指尖;最后,按脖子、脸、头部顺序放松。

第三步,全身松弛下来后,转入调整呼吸。把注意力集中于肚脐一带,缓缓地将肚脐向背部贴近,随之呼气。然后缓慢而自然地向体内进气,再边将肚脐向背部靠近、边吐气。

第四步,呼吸要尽量缓慢些,心中可以想"真舒服!"或"我飘浮在天空,悠闲极了。"此时,就可以微笑着进入工作状态了。

健康小贴士

平时养成运动的好习惯,能明显减少星期一的焦虑。因为拥有良好的体格和精力,即使有一个忙碌周末,也可以应付新一天的任务,不至于马上病恹恹的。

Chapter 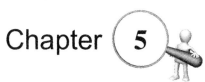 5

"压力上瘾症"——压力的"魅力"和诱惑

都市里忙碌的上班族一天到晚的忙不停,似乎被工作都要压得喘不过气来,应该挺让人心疼的,可偏偏有很多人"喜欢"这样的压力,工作成瘾,难道喜欢"受虐"不成?

现代上班族由于生活或社会的压力,往往是把精力和时间全部投入到工作上,曾经喜欢的爱好或休闲娱乐基本上从他们的生活中消失了。但他们似乎也乐于把自己搞得像一个高速旋转的陀螺,忙个不停。倒是让他们停下手里的工作时,反而会不知所措,感到没着没落的,甚至会有种被抛弃的失落感。可以说他们是完全沉浸于重重任务与压力之中而不能自拔的一种状态。

朋友在一家企业公关部做主管,她把自己每天的事务都排得满满的,就连周末也不让自己闲下来。她说她喜欢不停地给自己找事做,喜欢那种做事情时候的压力感,一旦没了压力,生活好像也就没了意义,觉得自己好失败好没用。遇到休长假的时候,往往假期还没过两天,就感到心烦意乱的,希望赶紧开始上班。她这种状态就是典型的"压力上瘾症"的表现。

"压力上瘾症"简单来说,就是沉浸于重重任务之中不能自拔的症状。当"压力"成了一种生活态度和生活习惯时,就说明他已经对压力上瘾。患上压力上瘾症的人觉得自己必须永远忙碌才是一种正常的状态。即使在工作以外，意识却还依旧沉浸在工作之中。在与亲朋好友团聚在一起时，也觉得没有乐趣。放假时间超过两三天，就觉得无聊烦躁、坐立不安了。

但事实上没有人能在长期压力下快乐健康。过度的工作势必对健康造成伤害，身体健康的损害暂时不会显露，但健康隐患必然存在。另外，对压力上瘾的人，自然在感情生活、家庭生活方面会受到一定影响。如果是都市的单身青年，想通过工作排解生活矛盾、情感寂寞的，"压力上瘾症"更会带来严重后果，有可能出现情感抑郁。

压力的"魅力"

压力之所以会让人上瘾，是源于压力的独特"魅力"。人们都渴望有"被需要"的感觉，为了让自己的存在更加重要，人们总是把日程填得满满的，并乐此不疲地筹划着一个又一个的行动计划。然而，当"压力上瘾族"放松下来时，就会有一种罪恶感。即使找不到压力的事情可做，他们也会没事找事，把小事夸大，使之升级到高度紧张的状态，给自己制造一点压力。否则他们就会觉得心里空落落的，好像自我价值没有充分得以实现。

"压力上瘾族"们认为自己做得越多，就越成功、越有价值。忙，说明自己很重要，这种心理把忙碌当做一种成就，如果不忙，就会产生挫败感。其实没有人能够在压力之下感到幸福愉快，长期生活于压力之下，感情和身心健康必然会付出代价。

 小测试

看看下面的几种"压力上瘾症"的情形，如果你有 5 种以上，就该注意了,说明你可能已经"迷恋"上了压力。

1.每天都像上紧发条的时钟一样转个不停。

2.生活就像是在赛跑。

3.一旦停止工作时就会感到无所适从。

4.工作之余报名参加了各种名目的学习班。

5.无所事事时会觉得有种罪恶感。

6.当亲人或朋友提议去旅行时,你总会说"明年再说吧"。

7.工作时感到并不顺心,但不工作时会觉得更不开心。

8.有时压力会让自己对周围的一切都感到紧张不安。

9.对周围的一切都没有好感,讨厌同事、讨厌朋友,也讨厌自己。

10.自己必须时刻忙于没完没了的事务中,认为只有这样才是一种正常的生活状态。

11.度假时间超过两天,就觉得心烦意乱,甚至在睡前要浏览一下明天的日程安排才能睡去。

拒绝压力的诱惑

对于"压力上瘾族"们应该重新建立自我价值的评价标准,不要唯事业论、唯财富论,要对幸福进行健康的定义。

想要拒绝压力的"诱惑"首先要平心静气地倾听自己内心的声音。要知道压力其实有时并不只是来自于外部世界,很多压力往往是来自于内心。当你压力成瘾时,而手头的工作并不紧急,不妨就停下来,闭上眼睛休息一会儿,你会发现即使停一会儿也没什么大不了的。有时一些巨大的压力来自于你把一些很远的或是很次要的事情都放到眼前来做。比如一件你完全可以在下周再做的事情,一定要提到今天做。

221

所以分清事情的轻重缓急，那些不是那么着急的事情等该做的时候再去做吧。

另外，要客观地审视自己。再强大的人也有柔弱的一面，因此学会示弱、学会倾诉吧，让朋友和家人和你一起分担烦恼，这样才不至于自己一个人在压力的泥潭里越陷越深而不能自拔。若不能坦然地接纳自己的失误和失败，就必然会无法控制地给自己施加压力。因此，不妨腾出一个空间给自己的失误或失败，去接纳它们，其实一点也不可怕，同快乐和成功一样，那都是自己的收获。

在工作中尽量不要拿自己和别人来比较，没有必要把所有的事情都做到完美，那样只会增加更多的压力。要知道任何事都没有完美。还要懂得循序渐进地放松和解压。要清楚地意识到长期的压力会有损自己的身心健康，始终将自己置于紧张的忙碌之中，以没完没了的工作来填满生活的方式会带来很多不良后果。

重新捡起自己的兴趣和爱好吧，或者结交更多的新朋友，陪家人出去郊游度假。把工作与生活分开，让工作之外的生活多彩丰富起来。

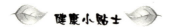

健康小贴士

    不妨每天抽出一小段固定的时间留给自己，用于聊天、听音乐或者是锻炼身体等，这些都是避免压力上瘾的好办法。

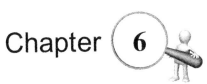

Chapter 6

"老板恐惧症"——职业发展的"绊脚石"

一些职场"菜鸟"也就是刚刚涉入职场不久的年轻人，在面对领导时总是诚惶诚恐。尽管工作业绩也很出色，尽管老板也算是慈眉善目，但他们就是不敢正视老板，见了老板就像老鼠见了猫，躲也躲不及。

惧怕上级领导并没有什么奇怪，但是如果怕过了头，影响了工作的正常交流和工作状态，比如没有原因的害怕见到老板，在与老板相处时，神情慌张、言行举止不自然，把老板当成"瘟神"一样绕着走。这就要怀疑自己是否有"老板恐惧症"了。

朋友的妹妹研究生毕业后就顺利地进入一家广告公司做文案。平时和同事相处得十分融洽，但就是害怕见到上司，从来不愿意和上司主动沟通。她说她也挺欣赏上司的才华和敬业的态度的，但就是一见到上司就心理发怵。干了一年多，自己也独立完成过一些漂亮的案子，可以说是游刃有余。然而一次晋升的机会到来，她却主动放弃了。原因是她害怕升职后要经常和上司面对面地沟通。我这个朋友的妹妹因为"老板恐惧症"所付出的代价也算不小了。

"老板恐惧症"是一种心理疾病，如果"惧上"超过了一定界限，不仅个人能力不能得以发挥，并且会让自己失去很多机会。身在职场中，不得不面对自己的上级，同时也不得不与老板打交道。能否与上级处

PART.5 适时给自己的心灵"排毒"

好关系,有时是决定自己职业道路发展是否顺利的关键。而患有"老板恐惧症"显然就成了自己职业发展的一块"绊脚石"。

那么"老板恐惧症"到底是怎么回事呢? 首先来看看什么是恐惧症。恐惧症就是人对某些特殊情境、物体或与人交往时,产生异乎寻常的恐惧与紧张不安的内心体验。一旦面对这种物体或环境时,恐惧症患者就会产生内心畏缩恐惧的情感,可出现脸红、气促、出汗、心悸、血压变化,甚至恶心、无力、昏厥等症状。虽然患者明知恐惧对象对自己并无真正威胁、明知自己的这种恐惧反应极不合理,但在相同场合下仍反复出现,难以控制,以致影响自己正常生活。一般恐惧症分为三种类型:

单一恐惧症 是指对某一具体的事物或动物有一种非正常的恐惧,如恐高、怕蛇、怕虫等。这种单一性恐惧症有些是由于在儿时某一次遭遇引起,随着年龄的增长会逐步减弱。但有些则在成人期骤然发生,并无明显原因。单一性恐惧症患者一般可以生活如常,只需避开那些引起恐惧的因素就行了。

社交恐惧症 社交恐惧症没有明显诱因, 主要特点是害怕被人关注,一旦发现别人注意自己就会产生不自然、脸红、不敢抬头、不敢与人对视的不自觉行为,因而不愿参加任何社交、不敢在公共场合发表言论。在一些公共场所不喜欢坐在让人看得到的地方。社交恐惧的对象可能是熟人,甚至是自己的亲属、配偶。较常见的恐惧对象是异性、上司等。患者若被迫进入社交场合时,便会产生严重的焦虑反应。

场所恐惧症 又称为广场恐惧症。主要表现出对某些不熟悉的公共环境的恐惧,如高处、广场、密闭的环境和拥挤的公共场所等。患者怕离开家或独处,在进入商场、饭店、车站等公共场所时,因担心在这些场所遭遇什么意外的事情,而得不到帮助、无法逃避而表现出恐惧感,患者因此竭力远离这些环境甚至不敢出门。恐惧发作时还常伴有抑郁、强迫和人格解体等症状。

职场中常见的"老板恐惧症"属于"社交恐惧症"范畴。一旦陷入这种社交障碍中,人会感到工作效率降低,心烦意乱,上下级关系相处感到紧张,喜欢的工作也可能变成了一种苦役。

哪些人容易患上"老板恐惧症"呢?具体有下面的三类人群。

1.遗传因素可能造成一些人容易患上"老板恐惧症"。即遗传性的性格脆弱,天生紧张而显神经质,这种人容易患上"老板恐惧症"。

2.当一个人无能力解决自身承受的精神压力时,也就是不会自我心理调节的人,易患"老板恐惧症"。

3.人格因素的影响,如从小内向、孤僻、胆小怕事等,以致在参加工作时,面对上司便会产生对上司的畏怯心理。

其实很多人之所以怕老板,就是因为太在意老板对自己的看法,或者太过看重与老板的关系。适度地看重与老板的关系,会让自己更得体地展现自己,为自己赢得机会。而如果太过看重老板对自己的印象,觉得与老板处不好关系就没有活路的话,会让你更加焦虑,而焦虑心态将会大大抑制你处事能力的发挥,在老板面前,就会感到紧张、不自然。

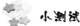 小测试

回答下面的问题,测测你自己有没有"惧上"情结。

1.我不希望在非工作场合碰到老板。

2.我不习惯老板和我谈工作之外的事情。

3.和老板单独在一起,我感到浑身不自在,与老板对话更是感到紧张、语无伦次。

4.有老板在的场合,我不知道如何表达。

5.我尽量不去老板所在的地方。

6.工作中有疑问,我尽量不去问领导,而是去问同事。

7.对于上司提出的私事,我一般不会拒绝。

上列问题中,回答:"是"得3分;"不一定"得2分;"不是"得1分。然后把所有问题分数相加。测试结果:

7~9分:你能和老板和谐相处,从容交流,适应良好。

10~15分:你有轻微的权威恐惧,应当注意心理调节。

16~21分:注意了,你惧上情结严重,必要时要及时进行心理治疗。

坦然面对,摆脱恐惧

如果你有"惧上"的倾向,就用下面的方法来摆脱对老板的恐惧吧。

正视现实,认清自我 首先承认自己有恐惧上级的心理,这是一种非常正常的心理现象,没必要为此过多担心。你现在要做的是正视和容纳自己这种害怕上级的心理状态,从内心里承认并接受它是自己人际交往的一种个性原因。带着这种心态再与自己的老板接触,你可能就不会那么紧张了。

端正态度 改掉那种"不宜与领导过多接触"的观念,也不要怕在上司那里"碰钉子",当上司指责你的工作时,要及时判断问题究竟出在哪里,履行自己的工作职责是最关键的。

搞清工作的本质 心里要十分清楚,完成任务才是上下级关系的本质,心理感受并不是上下级关系的重点。干好自己的本分工作,比进行任何努力去设法调整与老板的关系更重要。

去掉神化，回归普通 上级是人不是神，与普通人没有什么两样。你的老板就是在自己位置工作的普通人。把你换到那个位置，也许能干得一样出色。有这样的平等观，"老板恐惧症"也就离你而去了。

注意沟通技巧 沟通是一种技能，在与上司沟通时要使自己的观点清晰，重要内容要有理有据，容易理解。沟通时还要注意语速、语言风格、态度和情绪。

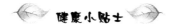

健康小贴士

轻微的"老板恐惧症"可以在工作中逐渐自我调节，如果调节无效，甚至症状加重，就要及时接受专业的心理咨询和治疗了。

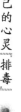

PART.5
适时给自己的心灵"排毒"

附 录

日常生活里的"十面埋伏"

早晨起床就开窗换气不利健康

早晨起来拉开窗子换换空气,看起来是个很惬意的事情,但是对于居住在城市里的人来说,这种做法其实是对健康不利的。

因为城市里车流量较大,一天的车来车往,空气中充满了汽车尾气,到了夜间城市的底层大气趋于稳定,各种有害气体都没有扩散,而到第二日清晨6点左右时,污染物浓度依然很高。而且清晨的时候温度低,气压高,空气中的微小沙尘、不良气体等都被大气压力压在人们生活的高度,很难向高空散发。

因此,清晨较早地开窗子换进并不新鲜的空气,对健康是有害无利的。尤其是对于生活在街道旁边的居民来说,最好等到沉积在地面的污浊空气升空后再开窗换气。较好的时间是在8点左右,这时候气温较高,空气质量也较好,是开窗换气的好时机。如果在窗前栽种一些绿色植物,更可以过滤掉一些不良的空气,使早晨的呼吸更清新畅快。

不要起床后马上叠被

很多人习惯早晨下了床就把被子叠起来,然后开始洗漱。但为了健康就要改一改这个习惯了。乱糟糟的床铺也许有碍观瞻,却可以有效地限制被褥螨虫以及尘螨的生长,有效地减少灰尘过敏和哮喘患者的病状。

　　人在睡觉的过程中，皮肤会排出气体和水分，使被子不同程度地受潮。经过一个晚上的睡眠，被子里会有好多不利于身体的气体和分泌物。如果起床后立即把被子叠好，被子所吸附的水分和气体，便无法散发，这样很容易使被子成为一个"污染源"，有利于滋生细菌，从而对人的健康有损害。

　　因此，正确的习惯是，起床后应随手把被子翻个面铺开，这样被褥里边的有害气体和水分就会挥发。待吃过早饭后再叠也不迟。而且最好是经常晒被子，阳光中紫外线可杀死细菌，又可将不利于健康的分泌物蒸发掉。再次盖被子时也就不存在被"污染源"侵害健康的问题了。

蹲厕所时抽烟毒上加毒

　　不少人在厕所大便时有吸烟的习惯，以为这样做就可以消除异味，或者是为了让人闻不到异味，其实这样做会使毒上加毒。

　　厕所内的空气通常都比较潮湿，而且又有便后的残余，所以是最容易滋生繁殖细菌的场所。再加上香烟的烟雾中又含有多种有害物质，在本来就低氧的厕所中烟草能产生更多的二氧化硫和一氧化碳。同时厕所里有多种污染气体，氨的浓度比较高，氧气的含量会更少。这样一来更多的毒气和细菌很容易就被吸进肺里。

　　因此，长期养成蹲厕所时抽烟的习惯，很可能导致呼吸道和神经系统疾病，还会使人体免疫力下降，对人的健康十分有害。

男人常洗桑拿浴危害精子活力

　　在寒冷的冬季，洗个桑拿浴确实让人感觉又温暖又舒服。越来越多的人喜欢在冬季去泡桑拿。然而桑拿浴对于男性来说，其过高的温度,会降低精子的活力,严重者可能会造成不育症。

因为精子是生于男性睾丸内,而睾丸温度要比正常体温低一些,也就是说精子在略低的温度下才能正常发育,高于这个温度则会使精子活力下降,而当温度过高时,精子便不能成活。

由于很多男性喜欢长时间的洗高温桑拿浴,桑拿间的温度一般都比较高,在50℃以上,干蒸甚至能达到100℃,这自然就会导致阴囊睾丸温度过高,而危害到精子的健康。

因此,对于男性朋友来说,尽量少洗桑拿浴,平时洗澡时,也不要在过烫的水中长时间浸泡。

夏季室内点蚊香可致癌

夏季蚊蝇肆虐,尤其到了晚上让人睡不踏实。于是很多人都整夜点蚊香以驱赶蚊蝇。然而就是这个小小的蚊香却有着致癌的危险。

因为大多数蚊香的有效成分是除虫菊脂杀虫剂,在其燃烧时,所释放出的烟里含有以下4种对人体有害的物质:会刺激人体上呼吸道的羰基化合物,如甲醛和乙醛等;会使神经中毒和致癌的苯,长期吸入还会影响到骨髓的健康;直径小于2.5微米的超细颗粒物质,这些颗粒很容易就进入人体内并留在肺里,短期内可能引发哮喘,长期则可能引发癌症,点一盘蚊香放出的微粒与烧4~6包香烟的量相同;多环芳香烃,它们是蚊香基底材料不完全燃烧的产物,属可能致癌物。

饭前洗澡还是饭后洗澡

饭后马上洗澡,全身的血液会较多地充盈于表皮毛细血管,使腹腔血液供应相对减少,消化道的血流量就相对减少,消化液分泌便减少,使消化功能低下,进而导致营养不良。因此,饱餐后不宜立即洗澡。

但空腹时也不宜洗澡,因易引起低血糖,发生晕厥休克。

所以,洗澡时间最好是饭后先休息45分钟后。

饭后喝茶弊病多

有些人经常在酒足饭饱后要喝杯茶,认为这样,既可以清洗口腔,又能帮助消化。其实,这种想法是错误的。因为饭后马上喝茶,大量的水进入正在消化食物的胃中,就冲淡了胃分泌的消化液,从而影响了胃对食物的消化。

同时,茶叶中含有大量的单宁酸,而饭后喝茶,就会使胃中未来得及消化的蛋白质同单宁酸结合成一种不易消化的凝固物质,而影响蛋白质的消化和吸收,且容易造成便秘。更重要的是,茶叶妨碍了机体对铁元素的吸收,如果饭后喝了用15克干茶叶冲泡的茶水,会使食物中铁的吸收降低50%,长期如此,就会影响人的消化功能,甚至引起缺铁性贫血。

热天用冷水洗脸会增大毛孔

炎炎夏日,大汗淋漓地从外面回到家,恨不得马上凉爽下来,于是打开水龙头就用冷水洗脸来降温。殊不知,满是汗水的脸上,皮肤温度相对比较高,在没有冷却下来的情况下,突然受到冷水的刺激,会引起面部皮肤毛孔收缩,导致毛孔中的油污、汗液被"锁"了进去,而不能被清洗干净,这样就会直接导致肌肤的毛孔扩大,而对于敏感的肌肤甚至可能会因此急性发炎,油性皮肤也会更容易出现粉刺和痘痘。

掏耳垢并非讲卫生

有些人喜欢掏耳朵,掏完后既感觉轻松,也把耳内清理了。殊不知,经常掏耳垢极易对耳朵造成损伤。

耳垢是耳道正常的分泌物。有的呈黄、棕褐色黏性油脂状,称湿耳垢;有的与耳道皮肤落屑混合形成硬块,为干耳垢。无论哪种耳垢都能润滑耳道皮肤、沾黏异物、防止水分进入,所以,并不是一定要把耳道掏干净才是讲卫生。

而且如果自己掏耳朵,一般用的挖耳勺往往都是金属或塑料制成,质地比较坚硬,一旦角度不正确、不知深浅,极易刺破外耳道皮肤和毛囊,引发外耳炎。而发炎的耳道表皮会失去自动排除耳垢能力,反而使耳垢越积越多。另外,掏耳朵时还可能将耳垢推向耳道后部,更不易排出。

通常干性耳垢可自行排出,基本上不用掏;湿性耳垢较黏,不能自动脱落,这种情况可半年去医院做次检查,由医生帮助取出耳垢。有的干性耳垢会形成硬块,不能脱落,也需要就医。

改掉常挖鼻孔的不良习惯

很多人喜欢挖鼻孔,因为感到鼻子干,经常结痂,很不舒服,所以想把它弄干净就好了,久而久之就养成了挖鼻子的习惯。其实,这样对人体的健康十分有害,应该及时改掉。

我们的鼻孔内有一层又薄又嫩的黏膜,它的前部长有黑毛,可以把吸入空气中的灰尘、颗粒、细菌等不洁之物阻挡住,起到过滤空气、保护呼吸道的作用。鼻腔内还有许多毛细血管,能使吸入的空气变得接近体温,还能分泌黏液(即鼻涕),使空气湿润,粘住空气中的灰尘细菌。所以鼻腔是呼吸系统的第一道"防线"。

而经常用手挖鼻孔,会损伤这道"防线"的功能。指甲很容易挖破鼻黏膜,易使黏附在指甲上的细菌侵入鼻黏膜,引起发炎出血,甚至化脓。鼻腔的静脉相通,医学上把鼻子周围这个区域称为"危险三角区"。如果鼻腔里的细菌侵入颅腔,引起感染化脓,则将危及生命,所以不要随意挖鼻孔。

饭后吸烟危害大 10 倍

不少吸烟的人都喜欢撂下碗筷马上就点支烟来吸,沉醉在"饭后一支烟,赛过活神仙"的意境里,认为饭后吸烟能有助消化。这完全没有科学依据,吸烟有害健康,饭后吸烟害处更大。

人在饭后,身体热量会大大增加,各种内脏器官开始兴奋,如胃肠运动加强,血液循环加快,全身的汗毛孔都张开。此时吸收烟雾的能力也就加强,吸进的有害物质自然也就更多了。实验证明,饭后吸 1 支烟,比平时吸 10 支烟中的毒还要多。同时,饭后吸烟还会使胆汁分泌排出量增多,大量胆汁反流人胃,会导致胆汁性胃炎,引起上腹疼痛等症状。而且饭后吸烟还会使胰蛋白酶和重碳酸盐的基础分泌受到抑制,妨碍食物消化。

"啤酒肚"是最危险的杀手

如果说全身肥胖是在中年以后出现的概率较高,而腹部肥胖,也就是啤酒肚则是随着年龄的增长而增加。腹部肥胖已引起世界卫生组织的高度重视,因为很多国家已进入老龄化社会,如不重视腹部肥胖,"啤酒肚"很可能成为影响健康的最危险的杀手之一。

腹部肥胖是加速衰老的主要因素之一,目前已证明有 15 种以上导致死亡的疾病与腹部肥胖有直接关系,其中包括冠心病、心肌梗死、脑栓死、乳腺癌、肝肾衰竭等。此前,有研究表明,挺着"啤酒肚"的男性得高血压的概率是正常男性的 8 倍,得冠心病的概率是常人的 5 倍,得糖尿病的概率是常人的7倍,脑溢血和脑梗死等疾病在"啤酒肚"男性中也很常见。

因此,为了健康就要消除"啤酒肚"。平时吃饭只吃7分饱;每天至少运动30分钟;睡前洗个温水澡,改善睡眠状况等。

用湿纸巾就一定安全吗

湿纸巾用起来很方便,在不能用水清洗的情况下,用湿纸巾来代替就可以了。然而用湿纸巾就能保证健康吗? 那就看看湿纸巾它所含的成分吧。

丙二醇,易引起接触性皮炎;氯化十六烷基啶,会刺激皮肤、黏膜、眼睛;酒精,会刺激皮肤、黏膜,易引起婴幼儿的皮肤过敏;防腐剂,长期使用有引起接触性皮炎之嫌;EDTA,会刺激皮肤、黏膜,致使皮肤过敏起疹;防霉菌剂,为了防止变质而使用但可能引发皮肤癌;合成界面活性剂,会破坏并溶解保护皮肤的皮脂膜,让皮肤逐渐干燥,加上其中的油性成分,每天涂抹,会降低皮肤本来分泌皮脂腺的功能,逐渐形成慢性干燥累积性皮炎。所谓的抗菌湿纸巾还加入抑制细菌繁殖的银、铜和亚铅等金属和药剂,这些对皮肤都是有害无益的。

因此湿纸巾不能经常用。需要用时,一定要选择质量合格的卫生湿巾。

冬天常用电热毯有害健康

电热毯是冬季家庭理想的取暖用品,让本来凉冰冰的被窝变得暖和舒服。但是电热毯也不是人人皆宜,而且经常使用后会发生很多不良反应。

当人们使用电热毯时,即使绝缘电阻完全合格的产品,也会有感应电压作用于人体。这个电流虽微小,但对年老体弱者或心脏病患者、婴幼儿有潜在危险,孕妇睡电热毯也可能导致胎儿畸形。因此这些人冬季可用热水袋或空调来取暖,最好不用电热毯。

中风病人,特别是高龄老人,由于他们的皮肤对冷热感觉比较迟钝,很有可能使电热毯过热,而容易对身体造成危害。

电热毯在打开状态的时候会有很低的电磁场,对女性内分泌会产生一些不良影响,严重的会导致不孕。

男性的睾丸在较低的温度下才可以保证精子的活力,电热毯产生的热量时间长了会对男子的精囊产生不良作用,使男性少精,或精子活力不强。

睡前喝酒不助眠

有人认为睡前饮酒会有助于人们更好地入睡。事实却是恰恰相反,睡前饮酒可直接影响睡眠质量,使人们在睡眠中更加辗转反侧。

有研究证实,酒精的作用不会提高睡眠质量。酒精对中枢神经系统的抑制作用可能会缩短入睡时间,但是酒精的作用会扰乱整个睡眠状态。酒精对睡眠最普遍的影响包括:经常醒来、睡眠质量较低、熟睡时间缩短以及较早地醒来。

当然偶尔睡前少量饮酒,对睡眠质量的影响并不是很大,但是,那些相信酒精有助于提高睡眠质量,经常睡前饮酒的人,酒精作用将严重影响其睡眠质量。

睡眠不能储存和预支

快节奏的生活留给人的睡眠时间似乎是越来越少了,睡眠不足成了现代人的文明病。睡眠不足给身心都造成了不良影响:思考力下降、判断力削弱、内分泌失衡等。于是很多人就想利用一切机会,比如周末或假期的时间"恶补"睡眠,然而睡眠其实是不能储存和预支的,健康睡眠重在规律。

没日没夜地"恶补"睡眠不但对睡眠本身没有帮助,而且会越补越糟。盲目集中地补充睡眠,还有可能影响人体消化、吸收、排泄等功能。长时间处于睡眠状态,人体的血液循环也会失去原来的规律性,使大脑长期处于缺氧状态,反而觉得没有精神。恶补睡眠还会打乱人的生物钟,造成睡眠和觉醒节律的紊乱,晚上该睡觉时却没有睡意,长此以往,反而可能造成慢性失眠。

健康睡眠最重要的是不要随意打乱自己的生物钟,即使睡眠不够,也要按时起床。那些总是觉得自己睡眠不够的人,应该用坦然的态度对待睡眠。睡眠是一种自发平衡我们精神和生理状态的生理现象。昨晚没睡够,今晚能熟睡,一样能享受到高质量的睡眠。

为保持生物钟的同步性,不论睡得多短,每天尽量应做到同一时间起床,遵守睡眠时间。如果你周五和周六晚至次日凌晨才睡觉,你也许会患上"周日失眠症",也就是到了星期日晚上,虽然早早上床,极力想睡着却还是会失眠,你越是努力,就越睡不着。当有意外情况打破日常生活规律时,你也应尽量保持定时进餐和睡眠的习惯,并尽早恢复日常作息时间。

常穿牛仔裤危害男性健康

很多年轻人喜欢穿牛仔裤或一些紧身裤。牛仔裤虽好看,但是从男性生殖健康的角度来说是有害的。

牛仔裤的面料往往偏厚、不透风。阴囊长时间处于密闭状态,容易滋生细菌,引起生殖道炎症。另外,牛仔裤一般比较紧身,会阻碍阴囊皮肤散热降温,限制血液循环,妨碍精索静脉回流,对精子产生和营养不利。

因此,牛仔裤不宜常穿,尤其是在夏天及气候较潮湿时,要给予下体适度的空间,并保持其卫生。

首饰常戴不摘小心"首饰综合征"

女性佩戴一些珠宝首饰是再平常不过的事了,然而珠宝首饰尽管美丽,也不能长年累月、不分昼夜地佩戴。否则,可能会对健康造成伤害,引起如下症状的"首饰综合征":

首饰性皮炎 有些人佩戴戒指、项链引起颈项及手指等部位的接触性皮炎,出现皮肤瘙痒、红斑、脱皮、起丘疹,严重者甚至诱发哮喘或全身性荨麻疹。

局部感染 穿扎耳孔、舌孔或鼻孔时,由于局部消毒不严,或事后护理不当,造成感染,虽然愈合,但也可能由于长期佩戴首饰而摩擦、垂拉等造成器官的破损,引起继发性感染。

造成畸形 最常见的是手指或脚趾环状畸形,有些人由于长期佩戴戒指,甚至晚上睡觉也不摘下来,会造成局部供血不足,引起戒指下部组织增生或局部持续感染,最终导致手指或脚趾畸形。

致癌 纯金、纯银的首饰相对稳定,但首饰在开采加工过程中可能残存少量放射性物质如钋、钴、镭等,人们一旦佩戴含有放射性物质的首饰就可能造成血液、骨骼、神经等系统的损伤,甚至癌变。

皮肤难清洗 长期佩戴首饰,周围的皮肤也难以清洗干净。尤其夏季,人体大量排汗,如果不注重清洁卫生,病原微生物就容易在此滋生繁衍,侵入皮肤中,从而影响身体健康。

因此,佩戴珠宝首饰一定要经常摘下来清洁。这样不仅可以保持首饰本身光洁如新,也对佩戴者的健康十分有益。需要提醒的是,珠宝首饰的清洗有很多禁忌,弄不好会对首饰本身造成伤害,最好请专业清洗人员来进行维护。